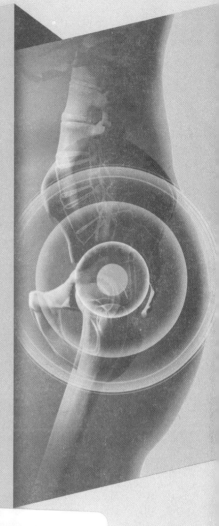

全民科学素养提升系列

腰腿痛
康复指导
YAOTUI TONG KANGFU ZHIDAO

主　编　苏同生

副主编　万兆新　罗　琼　谢　瑜

编　者　张香妮　齐琳婧　杨　静　曹妍杰

　　　　宋瑞（大）　宋琴琴　张丽华　杨赟璐

　　　　伍洁洁　宋瑞（小）　马如龙　乔美玲

　　　　李　童　陈　扬　贺书萌

U0302249

西安交通大学出版社
XI'AN JIAOTONG UNIVERSITY PRESS

国家一级出版社
全国百佳图书出版单位

图书在版编目（CIP）数据

腰腿痛康复指导/苏同生主编.—西安:西安交通大学
出版社,2022.1(2022.3 重印)

ISBN 978－7－5693－2187－6

Ⅰ.①腰…　Ⅱ.①苏…　Ⅲ.①腰腿痛—康复
Ⅳ.①R681.509

中国版本图书馆 CIP 数据核字（2021）第 120139 号

书　　名	腰腿痛康复指导
主　　编	苏同生
责任编辑	赵丹青
责任校对	张永利

出版发行　西安交通大学出版社
　　　　　　（西安市兴庆南路 1 号　邮政编码 710048）
网　　址　http://www.xjtupress.com
电　　话　(029)82668357　82667874(发行中心)
　　　　　　(029)82668315(总编办)
传　　真　(029)82668280
印　　刷　陕西宝石兰印务有限责任公司

开　　本　710mm×1000mm　1/16　**印张**　10.375　**字数**　141 千字
版次印次　2022 年 1 月第 1 版　　2022 年 3 月第 2 次印刷
书　　号　ISBN 978－7－5693－2187－6
定　　价　38.00 元

前 言
Foreword

　　腰腿痛称得上是大众病，很多人都出现过腰腿痛的问题。腰腿痛常表现为腰腿部麻、酸、胀、刺痛等。资料显示，在医院的疼痛门诊中，腰腿痛患者数能占到全部患者数的一半以上。生活中，有些人认为腰腿痛是小毛病而不注意防治，待腰腿痛病情发展到严重程度时，才后悔莫及。引发腰腿痛的疾病有很多种，如腰椎间盘突出症、急性腰扭伤、坐骨神经痛、梨状肌损伤综合征等。此外，腰部受凉也容易引发腰腿痛。除了上述原因外，肾盂肾炎、肾结核、附件炎、盆腔炎、前列腺炎、溃疡病等其他疾病也会导致腰腿痛，尤其是十二指肠球部溃疡穿孔，最易引起腰痛。所以，对待腰腿痛，无论疼痛是否严重，都要引起重视，以免延误病情。

　　本书较为详细地介绍了腰腿痛防治的医学科普知识，包括脊柱的解剖、生理，腰腿痛的起因、症状、相关经穴、预防、治疗、饮食、起居等方面的知识，重点介绍了一些取材容易、操作简便、行之有效的治疗方法，以便于腰腿痛患者进行家庭康复治疗。

　　本书内容丰富，通俗易懂，融知识性、科学性、实用性为一体，适合腰腿痛患者阅读。由于作者水平有限，如有不妥之处，敬请批评指正。

编者

2021 年 10 月

目 录
Contents

第1章 认识腰部生理，关注腰部健康

第2章　了解经穴，做自己的腰腿痛医生

第3章 饮食自疗，在美味中治愈腰腿痛

第4章　科学运动，腰腿痛自愈并不难

第5章　学会绿色疗法，腰腿痛能除一半

第6章 学会正确用药，使腰腿痛轻松缓解

第7章 学会科学生活，让腰腿痛尽快好转

第1章

认识腰部生理，关注腰部健康

人体脊柱是如何组成的

脊柱是身体的支柱。人类椎骨在幼年的时候有 32 块或 33 块，分别为颈椎 7 块，胸椎 12 块，腰椎 5 块，骶椎 5 块及尾椎 3～4 块，成年以后，骶椎和尾椎分别融合为 1 块骶骨和 1 块尾骨，故有椎骨 26 块。尽管各部分椎骨有其各自的形态特征，但也有相似之处。椎骨均由椎体、椎弓和椎孔来维持其一般形态。椎体呈短柱状，内部由骨松质构成，表面的骨密质较薄，其上、下面较平且粗糙，周围有血管出入的孔，后面的孔多而大。椎体是椎骨承重的重要部位。

椎弓位于椎体后方，呈弓状，其紧连椎体的缩窄部分为椎弓根。椎弓根的上、下缘均凹陷，称为上切迹和下切迹，下切迹凹陷更深。相邻椎骨的上、下切迹共同围成椎间孔，有脊神经和血管通过。椎弓后部是椎弓板。

椎弓伸出 7 个突起：两侧椎弓板在后方正中融合并向后伸出 1 个棘突；两侧椎弓根与椎弓板结合处伸出 1 对横突，棘突与横突均为肌肉和韧带附着处；椎弓根与椎弓板结合处向上、向下分别突出上关节突和下关节突各 1 对。关节突均有较平的关节面，与相邻骨关节构成关节突关节。

腰椎是脊柱的重要组成部分

腰椎位于身体的中段，上连胸椎，下连骶骨。腰椎共有 5 块，腰椎的椎体在整个脊柱中体积最大，主要由骨松质构成，外层的骨密质较薄。椎体与椎间盘的高度比例较小，只有 2：1，而颈椎是 3：1、胸椎是6∶1。腰椎椎体断面呈肾形，从上至下，椎体依次增大。腰椎上、下面平坦，周缘有环形的骺环，环中骨面粗糙，为骺软骨板的附着处，前面较后面略凹陷。椎弓根粗大，椎骨上切迹较浅，椎骨下切迹宽而深，椎弓板较胸椎宽短而厚。椎孔呈三角形或卵圆形。棘突宽短呈板状，水平伸向后方，上、下缘略肥厚，后缘钝圆呈梨形，有时下角分叉。关节突呈矢状位，上关节突的关节面向后内方凹陷，下关节突的关节面向前外方隆起。

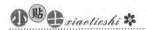

　　腰椎在胚胎生长、发育过程中较易形成一些先天性的解剖异常，如先天性的骶椎腰化有6个腰椎，先天性腰椎骶化有4个腰椎，腰5或骶1棘突有的未融合而形成隐性脊柱裂，腰3横突肥大可致第三腰椎横突综合征，腰5横突肥大可与髂骨形成假关节，腰椎椎弓根部先天性不愈合可形成椎弓崩裂。所有这些先天性的畸形都有可能成为腰部疾病的病理基础，在一些诱发因素下患者可能出现腰骶部疼痛及下肢疼痛、麻木等症状。

腰椎有生理曲度吗

　　正常情况下，脊柱有四个弯曲（颈曲、胸曲、腰曲和骶曲）。腰椎前凸，顶端在腰3和腰4椎体前面。这种生理曲度是人类从婴幼儿爬行时开始到站立后逐渐形成的。在婴儿爬行时，由于腹部的重量牵拉，腰部自然凹陷，使腰椎生理曲度初步形成。站立后，由于负重使椎体及椎间隙前宽后窄，椎间盘前宽后薄。

腰椎的生理曲度在性别上也有一定的差异，一般女性较男性为大。腰椎生理曲度的存在是脊柱自身稳定和平衡的需要。腰椎生理曲度发生变化说明腰椎的稳定性和平衡受到了影响，使某些组织处于非正常受力状态，易发生相应部位的劳损性疼痛。有时非腰部疾病也可造成腰椎生理曲度改变，如先天性髋关节脱位可造成腰椎生理前凸增加。

腰椎生理曲度变直说明什么

腰椎的生理弯曲对保持身体各部位平衡、缓冲压力有着非常重要的作用。正常的情况下，人随着年龄增长，椎间盘发生退行性变性，到老年时因髓核脱水，椎间盘逐渐退化变性而变薄，腰椎的生理弯曲可逐渐消失，腰椎生理曲度变直，出现老年性驼背。一些年轻人出现腰椎生理曲度变直，主要有以下几种原因。

（1）患者长期坐位或一个姿势工作时间太久，出现腰椎周围肌肉、韧带劳损，腰椎关节稳固性降低，致使腰椎生理曲度变直。

（2）腰肌扭伤患者因腰痛剧烈，肌肉、韧带持续痉挛，牵拉腰椎出现腰椎生理曲度变直。

（3）腰椎间盘病变患者因椎间盘退行性变性，相应椎间隙表现为前窄后宽，可出现腰椎生理曲度变直。

腰椎生理曲度变直，使相应各椎体间椎间隙变窄，对椎间盘的压力增大，可增加椎间盘病变的发生率。腰椎生理曲度变直，其维持上身平衡及缓冲压力的功能都大大降低，易发生相应疾病。另外，腰椎生理曲度变直是医生诊断腰椎疾病的一个重要依据。需要说明的是如果人的年龄较大，单纯的生理曲度变直不必过分担心，属于人体正常的退行性变性，平时注意腰部用力时的保护，避免不良姿势与过度的体力劳动即可，还可以适当地进行一些体育锻炼。

腰椎的负荷到底有多大

由于人体受到重力的作用，人在站立时，躯干、双上肢和头颈部的重量要经过腰椎向下传导，所以腰椎的负荷相对较大，一般来说坐位时腰椎的负荷比站立时大，此时骨盆后倾，腰椎前凸消失，身体重心移向脊柱前方，椎间盘受压增大。直坐时骨盆前倾，腰椎前凸，腰椎负荷较上述小，但仍比直立时大。当坐在有腰托的座椅上时，腰椎前凸接近直立位置，负荷也较小。仰卧时上半身的重量对脊柱的压力变小，因而负荷最小。伸髋仰卧位时腰大肌紧张，增加了对脊柱的压力；屈髋仰卧位时腰部肌肉放松，椎间盘负荷减少。俯卧时，腰椎前凸增加，因肌肉牵拉而增加了腰椎间盘的负荷。人体在背、抬、搬、推、提重物时，腰椎所承受的外力更大，尤其是腰椎下部受力更大。除所搬物体的重量外，腰椎的负荷还与物体的大小、搬物方式及腰椎弯曲等情况有关，因此，不正确的劳动姿势是造成腰肌劳损和产生腰背疼痛的常见原因。

腰椎的连接和支持结构是什么

腰椎的连接和支持除了依靠骨性连接和椎间盘外，周围的韧带、肌肉也发挥着重要的作用。主要的韧带有前纵韧带、后纵韧带、黄韧带、棘间韧带及棘上韧带。一旦腰椎周围的韧带发生损伤，可在不同程度上造成腰部疼痛(图1-1)。

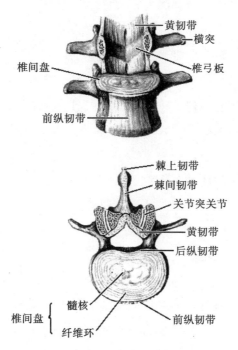

图 1-1　腰椎的连接和支持结构

　　在腰部、髋部和胸腹部支持腰椎稳定的肌肉很多，直接作用于腰椎的肌肉有背阔肌、下后锯肌、骶棘肌、腰方肌、腰大肌等，间接作用于腰椎的肌肉有腹前外侧壁肌、臀大肌、股二头肌、半腱肌、半膜肌等。这些肌群以腰椎为轴心，前后左右相互平衡和协调，协助韧带维持腰椎于某一特定状态；提供动力，使腰椎产生各个方向的运动；在一定程度上承受作用于躯干的外力。外伤、劳损、受寒可使上述肌肉及其筋膜发生炎症而产生腰部疼痛等症状。

腰椎正常活动范围有多大

　　腰椎的前屈运动就是人们常说的"弯腰"，腰椎活动自如的人在伸膝的情况下弯腰可以用手触到脚面,腰椎前屈最多可达120°。其实弯腰动作大部分依赖髋关节,并不单纯依赖腰椎的单独运动。腰椎在后方的后纵韧带、黄韧带、棘间韧带、棘上韧带等的限制下,一般只能前屈45°左右。腰椎的前屈运动是上一椎体下缘在下一椎体上缘表面向前滑动的结果。腰椎后伸运动则是上一椎体下缘在下一椎体上缘向后方滑动的结果,此时主要受前纵韧带及后方突起的小关节、棘突等骨性结构的限制,因此后伸范围略小,约为30°。

腰椎左右侧屈的活动范围约为30°,侧屈时椎间隙左右不等宽,韧带的牵拉是主要的限制因素。单纯侧屈的动作在日常生活中较少见,多见于体育运动或舞蹈动作中。腰椎左右旋转的正常范围为45°左右,日常生活中单纯需要腰椎旋转的动作不少,但多与前屈或侧屈动作相伴。既前屈又旋转的动作对椎间盘的影响最大,如拖地板的动作。

腰椎在正常情况下,即使活动到最大范围也不会有疼痛的感觉,当腰椎间盘突出症发病时,腰椎的活动就会受到明显的限制,主要是前屈受限,腰椎管狭窄时主要是后伸受限,且活动到一定范围就会出现疼痛或下肢麻木。

小贴士 xiaotieshi

腰椎的活动范围与年龄成反比,即随着年龄的增长,腰椎的各个方向上的活动范围逐渐减小。在儿童时期腰椎的活动范围要大一些,尤其是后伸运动,从小经过训练的人可以将这种较大范围的后伸运动保持到成年。因此,腰椎的活动范围与平常的锻炼有密切关系。体格检查时的正常值只作为参考,与患者发病前的活动范围做比较更有意义。

腰椎间盘的形态构造如何

腰椎间盘由纤维环和髓核两部分构成。透明软骨板即椎体的上、下软骨面，其在解剖上属于椎体的一部分，但在临床上与椎间盘病变关系密切，可视为椎间盘的一部分。

在上、下透明软骨板的周围有一圈坚韧的纤维组织，由纤维软骨组成，称为纤维环，是椎间盘维持负重最主要的组织，呈同心环状排列。纤维环连接相邻两椎体，使脊柱在运动时作为一个整体，其甚为坚固，紧密附着于软骨终板上，以保持脊柱的稳定性。脊柱外伤时，必须有巨大力量使纤维环广泛撕裂，才能引起椎体间脱位。纤维环的特殊排列方向，使相邻椎体可以有轻度活动空间，但到一定限度时，纤维环紧张，又起节制的作用，限制腰椎旋转运动。

髓核在出生时较大而软，位于椎间盘的中央，不接触椎体，在生长发育过程中，髓核的位置逐渐发生变化，至人成年时髓核位于椎间盘偏后位置。髓核是一种富有弹韧性、半液体状的胶状物质，占椎间盘横断面的 50%～60%。由于其含水量很高，并和软骨终板紧密接触，是椎间盘通过软骨终板渗透交换营养的主要部分。髓核可随外界的压力而改变其位置及形状，其位置在不同脊椎有所不同，若在腰椎即靠前。

腰椎间盘的功能有哪些

腰椎间盘与颈段、胸段椎间盘的功能基本相似，如承受躯干重量、保持整个身体正常的生理姿势、维持躯干的各种运动等，具体功能如下所述。

(1)保持脊柱的高度，维持身高。随着椎体的发育，椎间盘增长，增加了脊柱的长度。

(2)联结椎间盘上、下椎体，并使椎体间有一定的活动度。

(3)使椎体表面承受均衡的力。即使椎体间有一定的倾斜度，但可通过髓核使整个椎间盘承受相同的应力。

(4)缓冲作用。腰椎间盘是脊柱平衡震荡的主要结构，具有弹性垫的作用。由于腰椎间盘中的弹性结构具有可塑性，在压力下可变扁平，使加于其上的力可以平均向纤维环及软骨板各方向传递。人们由高处坠落或肩、背、腰部突然负荷时，腰椎间盘起着力传导的缓冲作用及保护脊髓及脑部重要神经的作用。

(5)维持椎间孔的正常大小。正常情况下椎间孔的大小是神经根直径的3～10倍。

(6)维持脊柱的生理曲度。不同部位的椎间盘厚度不一样，同一腰椎间盘其前方厚、后方薄，使腰椎出现生理性前凸曲线。

什么是腰椎间盘的生理退行性变性

儿童的椎间盘富有弹性和极大的压缩性，所以儿童甚少发生椎体骨折。年老者因椎间盘失去水分而变形，加之椎间盘本身缺乏血供或因长期反复的过度屈伸运动，生理曲度改变，使椎间盘变得不稳定、椎体畸形而发生退行性变性，最终脊柱正常曲度消失，活动变得不灵活。随着人们年龄增长，腰椎间盘会发生脱水和纤维性变，以致其失去固有的弹韧性。椎间盘退行性变性表现为椎间隙狭窄、椎体边缘不稳和骨密度增高、髓核后移，进一步退变后，椎间盘向周围膨出，在椎体边缘掀起前纵韧带，在其下方小三角状的空隙内逐渐骨化。

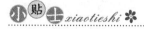

第4至第5腰椎及第5腰椎至第1骶椎是躯干受力最大的部位。因为人体躯干骨骼类似多个倒立的三角形，胸腰三角最大，由于其尖部向下，故灵活有余、稳定不足，其中受力最大的部位是第4至第5腰椎及第5腰椎至第1骶椎。为适应这种情况，肌肉以相反的方向，互相交叉排列，既能使腰椎稳定负重一定的压力，又可利用最小的力获得最大的效应，颇似帆船上的桅绳。这样有助于第4至第5腰椎及第5腰椎至第1骶椎在正常情况下不受损伤，但仍需注意第4至第5腰椎和第5腰椎至第1骶椎是腰椎间盘最易出问题的部位。

腰椎间盘突出症与哪些因素相关

腰椎间盘突出症是椎间盘损伤中最常见的一种，属于中医"骨痹"范畴，为椎间盘退行性变性，一般由外伤导致纤维环破裂，髓核从破裂处突出，压迫腰神经根或马尾神经引起，为骨科常见病。腰椎间盘突出症可称得上是真正的"大众病"。据资料显示，有70%～80%的腰腿痛患者深受腰椎间盘突出症之苦。腰椎间盘突出症患者是骨伤疼痛科的主要就诊人群。该病的病因复杂，病程少则几天，多则几十年，严重危害人体的健康，降低了患者的生活质量。但现实生活中对此病症的预防还未得到大多数人的重视，待腰椎间盘突出症发生或病情发展到严重程度时，患者才后悔莫及。腰椎间盘突出症主要与以下因素有关。

（1）腰椎间盘自身特点：随着年龄的增长，椎间盘退变、水分脱失、弹性和张力减退，椎间盘纤维环容易变性而出现裂隙，髓核可经此裂隙而突出。椎间盘纤维环后部较窄，髓核变性后易于向后方突出，但由于纤维环后方中部的后纵韧带可起到加固作用，因此突出的髓核多见偏向侧后方。但亦有因后纵韧带薄弱而向中央部突出的，称为中央型。另外，后纵韧带在第5腰椎、第1骶椎平面时，宽度显著减少，对纤维环的加强作用明显减弱。所以突出部位往往在第4至第5腰椎、第5腰椎至第1骶椎之间，即腰部正中下方。

(2)用力不当：由于腰椎排列呈生理前凸状，椎间盘后薄前厚，当人们向前弯腰时，髓核就向后方移动，由于受到体重、肌肉和韧带等张力的影响，髓核产生强大的反抗性弹力，反抗性弹力的大小与负重的压力大小成正比。在此情况下，如果这种力量过大或椎间盘纤维环本身已有缺陷，髓核就有可能冲破纤维环向侧后方或中央膨出或突出，引起腰神经根、马尾神经的压迫症状。

(3)职业：腰椎间盘突出症多发于长期保持固定姿势的人群，如办公室职员、程序员、会计、司机等，这些人长期保持坐位姿势，使腰椎长时间承受静压。人体在前倾20°坐位时，其腰椎间盘承受的压力最大，所以在长期"坐族"人群中，腰椎极易发生病变。此外，长时间从事重体力劳动或长期在寒冷潮湿的环境中工作的人腰椎也极易发生病变。因为寒冷或潮湿可引起小血管收缩、肌肉痉挛，使椎间盘承受的压力增加，可能造成退变的椎间盘纤维环破裂。装卸工人长时间弯腰提举重物、驾驶员长时间坐在驾驶室里处于颠簸状态……都有可能对椎间盘造成损伤，使椎间盘的退变速度加快，因而这部分人群也是腰椎间盘突出症的高发人群。

(4)年龄：腰椎间盘突出症的发病率与年龄紧密相关，年龄越大，发病率越高，但也不是说腰椎间盘突出症与30岁以下的人无关。据国内医学专家调查，目前30岁以下的人群腰椎间盘突出症发病率呈急速上升趋势。这向人们敲响了警钟，腰椎间盘突出症正悄悄向低龄人群走来。

（5）性别：患腰椎间盘突出症的男性明显多于女性。这是因为女性腰部的椎间盘相比于男性的要厚，而且空隙要大一些。

（6）外伤：据统计，约 1/3 的腰椎间盘突出症患者有不同程度的外伤史。常见的外伤有弯腰搬重物时腰部用力不当、在腰肌尚未充分活动的情况下搬动或举重物、各种形式的腰扭伤、长时间弯腰后突然直腰、臀部着地摔倒等，这些外伤均可使腰椎间盘髓核在瞬间受到超过纤维环承受的应力，造成纤维环破裂，髓核从破裂处突出。

腰椎间盘突出症的预警信号有哪些

据有关部门统计，多年来，我国腰椎间盘突出症发病率一直呈上升趋势，而且逐渐由中老年人向青少年扩展。腰椎间盘突出症治疗不当或不及时会造成腰部疼痛、活动不便、下肢麻木、小便失禁、性功能障碍，甚至终身瘫痪，早期发现、早期诊断、早期治疗是提高患者生存质量的重要保证。那么腰椎间盘突出症常见的临床预警信号都有哪些呢？

（1）腰早不痛晚痛：腰椎间盘位于相邻两个椎体之间，白天人们工作时大多直立身体，身体的重量可将椎间盘压扁，若往后侧突出，便会挤压紧邻的神经根，引起腰椎间盘突出症合并下肢的后外侧酸、麻、痛。腰部位于躯干的下部，承受的重量较大，加上腰部是整个躯干活动最频繁的地方，随着一天中工作时间的延长，对腰椎间盘的压力就越来越大，疼痛就逐渐加剧。经过一晚上的休息，椎间盘又稍稍复位，压迫腰部神经根的压力减轻，腰椎间盘突出症的疼痛就获得缓解，所以这类患者往往早上疼痛较轻，甚至完全不痛，但是工作到中午腰椎间盘突出症即开始发作，越到傍晚就越疼痛。

腰部组织发炎而造成的疼痛，一般是早上痛、日间轻，这与腰椎间盘突出症疼痛的表现正好相反。如腰背肌筋膜炎、强直性脊柱炎等，一般是早上醒来时最痛，经过活动后疼痛症状减轻。这是因为一个晚上没活动，人体新陈代谢所产生的废物堆积在局部组织，刺激神经而引起腰背酸痛，经过活动后血液循环加强，将这些废物带走，疼痛减轻。

（2）下肢放射痛：腰椎间盘突出多发生在第4至第5腰椎和第5腰椎至第1骶椎间隙，而坐骨神经正是来自第4至第5腰椎和第5腰椎至第1骶椎神经根，因此腰椎间盘突出症患者多有坐骨神经痛或疼痛先从臀部开始，逐渐放射到大腿后外侧、小腿外侧及足部。如第3至第4腰椎椎间盘突出，因腰4神经根受压迫，可引起大腿前方的放射痛。腰椎间盘突出症下肢放射痛可在腰痛发生前出现，可与腰痛同时发生，也可在腰痛发生后出现。下肢放射痛一般多发生于一侧下肢，少数患者可能出现双下肢疼痛的症状。当咳嗽、打喷嚏或大小便引起腹内压增高时下肢放射痛加重。患者多在站立时疼痛重而坐位时轻，多数患者不能长距离步行，但骑自行车远行时则无明显困难，因为此时患者多取弯腰屈髋屈膝位，可使神经根松弛，能够缓解疼痛。咳嗽、打喷嚏、排便等引起腹内压增高时，可加重坐骨神经痛。腰椎间盘突出症后期，表现为坐骨神经痛重于腰背痛，或仅有坐骨神经痛。

（3）下肢感觉异常：腰椎间盘髓核突出后，可造成神经根的局部性压迫，使受累神经根支配区域出现麻木等异常感觉。第4至第5腰椎椎间盘突出可累及腰5神经根并出现大腿后侧、小腿外侧、足背外侧及拇趾背侧感觉麻木异常。第5腰椎至第1骶椎椎间盘突出可累及外踝并出现第4、第5趾背侧皮肤感觉异常。腰椎间盘突出物压迫神经根时间较长者，可造成神经根缺血、缺氧变性而出现神经麻痹、肌肉瘫痪。第4至第5腰椎椎间盘突出可引起腰5神经根麻痹而致胫前肌、腓骨长短肌、伸拇长肌和伸趾肌瘫痪。第5腰椎至第1骶椎椎间盘髓核突出后，骶1神经根受累麻痹可出现小腿三头肌瘫痪。因患肢疼痛反射性地引起交感神经性血管收缩，或因为刺激了椎旁的交感神经纤维，可引起坐骨神经痛及小腿、足趾皮肤温度降低，尤以足趾明显。此种皮肤温度降低的现象，在骶1神经根受压时较轻、腰5神经根受压时较为明显。

(4)间歇性跛行：腰椎间盘突出后，由于椎间盘突出物压迫神经根，造成神经根的充血、水肿等炎性反应。当行走时，椎管内受阻的椎静脉丛充血，加重了神经根的充血和脊髓血管的扩张，同时也加重了神经根的压迫而出现间歇性跛行及疼痛。患者行走时，行走距离的增加会加重腰腿痛的症状。

(5)脊柱运动受限：腰椎间盘突出后，脊柱屈曲时，椎间盘前部受到挤压，后侧间隙加宽，髓核后移，使突出物的张力增大，牵拉神经根而引起疼痛。当腰部后伸时，突出物亦增大，且黄韧带皱褶向前突出，可造成前后挤压神经根而引起疼痛，疼痛进一步限制了脊柱的活动。另外，腰椎间盘突出后约有90％以上的患者有不同程度的姿势性代偿脊柱侧凸，多数凸向患侧，少数凸向健侧，侧弯能使神经根松弛，减轻疼痛。如果没做什么强烈运动，只是弯腰拿东西，或洗脸、起床叠被就突然扭伤腰，那就要注意了，虽然这种扭伤休息几日或热敷、口服止痛药后就能缓解，但其可能是腰椎间盘突出症的早期信号。

如果有人因夜间腰痛而于梦中惊醒，这种疼痛往往与肿瘤相关。肿瘤引发的痛有一个特证，即在痛处轻轻敲击，通常会加剧疼痛，这与一般的肌肉酸痛轻轻拍打后能够缓解正好相反。由此可见，腰痛的时间与病因有十分重要的关系，如果能了解腰痛与疾病信号的关系，对疾病早期治疗有一定的帮助。

腰椎的血液供应来自哪里

脊柱的血液供应主要来自节段性动脉。颈段的血液供应来自椎动脉、胸段的血液供应来自肋间后动脉、腰段的血液供应来自腰动脉、骶段的血液供应来自骶外侧动脉和骶正中动脉。腰椎的血运主要起于腹主动脉的4对腰动脉。腰动脉在绕行椎体前面及侧面时，发出中心支入椎体，并发出升支及降支形成网状，在接近骺板处入椎体。腰动脉在椎间孔处发出3组分支：前支为腹壁支，沿神经干至腹壁肌；后支向后入骶棘肌，在邻近椎弓处分支入骨，供给椎板及棘突的血运；中间支为椎管支，又称脊椎动脉，经椎间孔入椎管。脊椎动脉在后纵韧带处分为前侧支、背侧支和中间支，主要供应腰5、椎弓根、横突、椎板、棘突、关节突、神经根袖及脊髓的血运。

影响腰椎营养供应的因素有哪些

影响腰椎间盘营养供应的因素有以下几种。

(1)运动可影响椎间盘的营养供应。实验证明，中等强度的运动有益于椎间盘的营养供应，但过度持续运动则有损害作用。

（2）腰椎间盘节段融合（如先天畸形、手术后感染、外伤引起椎间盘节段融合）可制动相邻的椎间盘节段，改变其机械压力，影响融合的和相邻的椎间盘的构成，最终影响椎间盘的营养供给。

（3）毛细血管中溶质传递效率、细胞摄取率对椎间盘的营养供应甚为重要。吸烟可使毛细血管收缩、狭窄，进而影响血液循环。因此，长期吸烟可影响椎间盘外的循环系统、椎间盘内细胞摄取速率、代谢产物的产生，以及废物排出，使椎间盘营养供应不足。

小贴士 *xiaotieshi* ❀

成人椎间盘是人体最大的无血管组织，其本身的营养供应及代谢产物的排出通过椎间盘以外的血管进行。椎间盘的纤维环、透明软骨板和髓核的营养供应有所不同：纤维环外层、中层的营养供应依靠椎体周围椎动脉的小血管；透明软骨板依靠与椎体松质骨骨髓的直接接触而获取营养；髓核的营养供应依靠淋巴液渗透至软骨终板和纤维环。

什么是急性腰扭伤

急性腰扭伤是腰部肌肉、筋膜、韧带等的急性损伤，运动不当是其诱发原因之一。中医称其为瘀血腰痛。急性腰扭伤可使腰部肌肉、筋膜、韧带、关节囊等组织受到过度牵拉、扭转，甚至撕裂。运动中发生急性腰扭伤，如果处理不当，或治疗不及时，亦可使症状长期延续。如果在运动过程中发生急性腰扭伤，多伴有剧烈疼痛，而且有固定的局限性疼痛。若有组织撕裂伤，有的患者可有局部弹响声或撕裂感，随之剧烈疼痛，重者不敢站立或走路。急性腰扭伤患者一般应卧床休息，睡木板床，坐位时在腰后垫一小褥，使腰部肌肉及韧带松弛。针灸可以止痛，并使腰部活动范围明显增加。此外，推拿治疗对急性腰扭伤作用明显，患者可向有经验的医生求治。

什么是慢性腰肌劳损

慢性腰肌劳损又称"功能性腰痛"或"腰背肌筋膜炎"等，主要指腰骶部肌肉、筋膜等软组织慢性损伤。本病多由急性腰扭伤后失治、误治，反复多次损伤；或由于劳动中长期维持某种不平衡体位，如长期从事弯腰工作等引起。在慢性腰痛患者中，本病所占的比例最大。腰骶椎先天性畸形者，腰骶部两侧活动不一致，更易导致腰骶部软组织的疲劳而引起腰痛。慢性腰肌劳损患者有长期腰痛史，腰痛反复发作，腰骶部一侧或两侧酸痛不适，时轻时重，缠绵不愈，酸痛在劳累后加剧，休息后减轻，并与天气变化有关。本病在急性发作时，各种症状均显著加重，腰部活动受限。腰肌劳损的治疗要疗养结合，应采取自我保健疗法，适当休息、改变不良姿势、避免弯腰拾物；必要时进行疼痛区理疗，适度按摩。与此同时，对于疼痛明显影响工作、生活的患者，可服用相关药物缓解症状。

腰椎骨质增生症与腰腿痛有关吗

骨质增生指骨骼在生理活动中因部分骨质失去正常形态而出现的异常表现，比如长有刺状、唇形、波浪形、圆形等增生。中医称骨质增生为"骨痹"。

腰椎骨质增生症有哪些临床表现呢？一是病症刚开始时患者出现腰背部酸痛、僵硬，休息后、夜间、晨起时往往疼痛加重，稍活动后疼痛减轻，但活动过多或劳累后疼痛又加重。二是在天气寒冷或潮湿的环境中患者症状常加重，症状严重时腰部活动、翻身均感困难，有时可有反射性疼痛，并沿神经根分布，下肢可出现麻木、疼痛、无力、肌肉萎缩、皮肤感觉异常。三是腰椎骨质增生症可引起椎管狭窄，导致患者腰部疼痛、间歇性跛行、腰部能屈不能伸、行走困难等。

腰椎骨质增生症只要及时治疗，是可以康复的。治疗原则是：控制骨质增生发展，软化正在形成的钙化组织，消除炎症，促进损伤组织愈合，解除疼痛，达到临床治愈，然后坚持康复保健锻炼以控制病情复发。

小贴士 *xiaotieshi*

　　腰椎骨质增生症怎么与内脏疾病引起的腰痛相区别呢？内脏疾病引起的腰痛有以下特点：由于内脏病变刺激感觉神经而产生的腰部疼痛，疼痛的性质多属牵涉性痛，大多为继发性，主要表现在躯干前面且疼痛一般不严重。内脏疾病引起的腰痛，腰痛一般不是唯一的症状，患者还会有其他的临床表现，并且影像学检查腰椎无明显改变。

什么是强直性脊柱炎

强直性脊柱炎是多发性关节炎的一种类型。其早期症状是腰和髋部慢性疼痛和关节僵硬。疼痛常在休息和不活动时加重。患者经常在半夜因腰痛痛醒，早晨感到脊柱明显发僵，运动锻炼后症状好转。过一段时间后，疼痛和强直逐渐发展到脊柱上部甚至影响到胸廓和颈部。最终，炎症可以导致骶髂关节和椎骨融合到一起。脊柱和颈部丧失了正常的伸屈性变得强直，胸廓也因融合被限制了正常的扩张，使得呼吸困难。炎症和疼痛可发生于髋、肩、膝、踝关节，导致活动受限。强直性脊柱炎症状的严重程度和患者劳动能力的丧失程度因人而异。早期诊断、正规治疗有助于控制强直性脊柱炎造成的疼痛和强直，并减轻或防止严重的骨骼畸形。强直性脊柱炎的病因尚不清楚，但遗传是一个确定的因素。

强直性脊柱炎是一种全身性的疾病，通过患者的症状、体征以及骶髂关节 X 线片不难做出诊断。目前西医尚无特效药物和治疗方法。中医认为强直性脊柱炎是由于患者禀赋不足，或由于调摄不慎、房事不节、饮食不节、惊恐、郁怒，以及病后失调等，致气血、肝肾亏虚，加之风寒湿邪内侵筋骨、痹阻筋脉，气血不通，瘀痰凝滞，筋骨失养，关节筋骨闭滞而致。本病的治疗应标本兼顾、扶正祛邪、追风逐湿、顾及全身，使肝肾足、气血充、风湿除、寒凝消、筋骨健、痹痛止。

坐骨神经痛是怎么一回事

坐骨神经是人体内最大的一支周围神经，起始于腰骶部的脊髓，途经骨盆，并从坐骨大孔穿出，抵达臀部，然后沿大腿后面下行到足。坐骨神经痛就是在坐骨神经经过的部位（即腰、臀、大腿后面、小腿外侧和足部）出现疼痛。坐骨神经被牵拉时疼痛加剧，因此患者的患侧下肢常呈屈曲状态，以减轻疼痛感。咳嗽、打喷嚏、用力排便等可使疼痛加重。坐骨神经痛是一种常见病，发病原因很多，最常见的是腰椎间盘突出症，其他如脊柱结核、椎内转移癌、骶髂关节炎以及骨盆腔内肿瘤压迫神经等也可引起坐骨神经痛。本病可使用 B 族维生素、舒筋活血的中药，以及针灸、理疗等方法治疗，但是根治的办法还是治疗引起坐骨神经痛的原发病。

腰椎骨质疏松症与腰腿痛有关吗

　　腰椎是骨质疏松症的好发部位，与全身骨质疏松症一样，腰椎骨质疏松症会出现软骨丢失、关节不稳、骨质增生等表现。此外，关节面的不断退化是引起慢性腰痛的主要原因之一。由于关节面的感觉同时受双侧神经根的影响，因此疼痛较难定位。影像学研究表明，无症状患者的椎间盘变异与骨质疏松有关，而关节面在核磁共振成像下无骨质疏松表现的患者则少有腰背疼痛。CT引导下进行局麻治疗能有效缓解腰痛，对改善其他部位因骨质疏松导致的疼痛也同样有效。骨质疏松症常由缺钙引起，但患者血钙往往会增高，这是什么原因呢？问题的关键还在于钙。缺钙使甲状腺代偿功能增强，可以促进骨钙释放以维持正常血钙生理需要。由于血钙增加，使降钙素功能增加，促进成骨活动及新骨形成，在骨骼某些部位形成骨质增生。因此，腰腿痛患者应重视隐匿的缺钙现象，积极按常规补充钙剂。

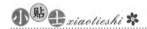

　　许多中老年人患有骨质增生症，有骨质增生的人能补钙吗？补钙是否会使骨质增生加重？骨质增生与骨质疏松虽然是完全不同的病变，但二者的发病却都是由缺钙所致。骨钙丢失会造成骨质疏松，代偿作用又使钙在骨端不均匀沉积，形成骨质增生。所以，在临床上骨质疏松和骨质增生注注是同时存在的。由此可见，骨质疏松症和骨质增生症患者都要补钙。通过补钙增加钙质的吸收，刺激血钙自稳定系统，降低血清钙含量，增加骨钙含量，最终达到既防治骨质增生症，又防治骨质疏松症的目的。

什么是腰椎椎管狭窄症

腰椎椎管狭窄症是导致慢性腰腿痛的常见病因之一。腰椎管、神经根管或椎间孔因骨性或纤维性增生、移位导致一个或多个平面管腔狭窄，压迫马尾神经或其他神经根引发腰椎椎管狭窄症。椎管狭窄分为原发性和继发性两大类，继发性椎管狭窄占97％以上。原发性椎管狭窄主要由先天性因素所致，又称为发育性椎管狭窄。继发性椎管狭窄又以退变性多见，其他病因包括创伤后畸形、椎弓峡部裂及脊柱侧弯等。

大多数腰椎椎管狭窄症患者都有反复发作的腰痛病史，其病程隐匿，发展缓慢。疼痛一般较轻，卧床休息时可减轻或消失。腰前屈活动不受限制，后伸往往受限。该病最典型的临床症状为神经源性间歇性跛行，需与血管源性间歇性跛行相鉴别。典型的神经源性间歇性跛行的表现为当患者站立或行走时，下肢出现逐渐加重的疼痛、感觉异常、局部麻木沉重感等不同的临床表现。患者发病后改变站立的姿势，身体前屈蹲下休息片刻或弯腰行走，症状可减轻或消失，再度行走站立一段时间后，上述症状会再次出现，需要再次休息。根据病情或病程发展的不同阶段，患者休息的时间和行走的距离也不同，但总的趋势是行走的距离逐渐缩短。另外，症状的出现与腰椎的伸直活动有关，腰后伸时，黄韧带突入椎管增加，症状加重，故患者常常保持弯腰的姿势。

腰椎骶化是怎么回事呢

人的第 5 腰椎与骶骨所形成的腰骶关节，是全身负重最大、运动最复杂的关节。腰椎骶化，即第 5 腰椎与骶骨融合在一起共同构成一块骶骨；骶椎腰化即第一骶骨从筋骨块中游离出来形成第 6 个腰椎。这两种变异都是腰骶部的先天性畸形，也可能是腰骶部的返祖现象。

腰椎骶化或骶椎腰化为什么会引起腰痛呢？首先，正常的腰骶部是第 5 腰椎与融合的骶骨之间形成关节，并被强大的髂腰韧带固定于骶骨上，能够承受相当大的压力和剪力，以保持关节稳定。无论是腰椎骶化还是骶椎腰化，都是稳定的结构遭到了破坏，导致腰椎发生劳损，引起腰痛。其次，正常的腰椎前后均匀、左右对称，两侧的横突也等大。每两个椎体间还有一个发育良好、成熟的椎间盘。但是，腰化的骶椎和骶化的腰椎都是先天畸形，椎体发育不完全，常常出现歪斜，两个横突也大小不等，致使腰骶关节失去了正常的稳定性。一侧过大的横突还可与骶骨或者髂骨形成假关节，此处容易发生骨性关节炎，韧带受力也不均衡。另外，关节性的椎间盘也大多发育不良，容易发生退行性病变，导致腰椎间盘突出，不仅可引起腰痛，还易引起坐骨神经痛。单纯因腰椎骶化或骶椎腰化引起的腰痛和坐骨神经痛一般比较轻，即使假关节处发生骨性关节炎，只要不发生腰椎间盘突出，就不会有严重的坐骨神经痛。

小贴士 *xiaotieshi* ✿

对于腰椎骶化和骶椎腰化目前还缺乏特别有效的治疗方法。腰腿疼痛不严重的患者可适当休息，并进行腰背肌锻炼。方法：仰卧在床上，双膝弯曲，双脚着床，用颈项部支撑（初练时可用双肘协助）将腰背部抬起，停顿数秒钟，然后放下。连续做 10～20 次为 1 组，连做几组。腰背肌肉逐渐强大后，可增加抬起、放下的幅度和速度，每次做 10～15 分钟，早晚各做 1 次。一般锻炼 3～6 个月可明显见效。此方法对因腰背肌筋膜炎、腰椎间盘突出症等引起的腰腿痛均有良好的疗效。腰腿痛严重，尤其是并发腰椎间盘突出症，引发难治性的坐骨神经痛的患者，则需要考虑手术治疗。

腰部疼痛与内脏疾病有关吗

人们往往将腰痛归咎于腰部脊椎、肌肉、韧带或筋膜的病变，其实，腰痛并不都是由腰部疾病引起的，某些腰部邻近器官(如肾、胰腺、子宫、前列腺等)的疾病也可引起腰痛症状，这就是所谓"内脏性腰痛"。

(1)急性肾盂肾炎或慢性肾盂肾炎是引起腰痛的常见原因，表现为腰部酸痛或钝痛，重者表现为剧痛，沿输尿管放射至会阴部。泌尿系统结石、结核、肿瘤等也可引起腰痛。

(2)胰腺疾病引起的腰痛，可由上腹部放射而来。此外，胰腺包膜薄而不完善，一旦发生病变，特别是发生胰腺的炎症或肿瘤时易波及附近的组织和器官。胰腺癌患者，特别是胰腺体或胰尾肿瘤，常伴有顽固难忍的腰背痛，往往于坐位脊柱屈曲时减轻。

(3)男性前列腺肥大或前列腺肿瘤的疼痛部位主要在腰骶部，并伴有会阴部不适感、尿道灼热感及尿频等症状。此外，肺及胸膜病变、十二指肠球后部溃疡、胆囊炎、阑尾炎等有时也可伴发腰痛。

(4)肾结石的典型临床表现是突然发作时腰背后肋缘部绞痛，并向下腹部、会阴部及大腿内侧放射，每次发作数分钟或几小时不等。年纪较大的人比年轻人更易患此病。在结石排出过程中可造成剧烈的肾绞痛。发生疼痛的部位就是肾结石的位置，结石较少时无明显症状表现，只在拍摄 X 光片时才可发现。结石较大时可出现同侧腰痛、肾绞痛、尿血等。肾结石偶尔也会卡在输尿管内，阻塞一侧的尿流。肾结石的并发症为急性肾盂肾炎，严重者可导致慢性肾衰竭。

腰腿痛更容易"亲近"哪些人

腰腿痛多发于中老年人及长期保持固定姿势的人群，以及长时间从事重体力劳动或长期在寒冷潮湿的环境中工作的人群。中青年人的腰腿痛除了少数由外伤引起外，绝大多数是因为缺少保健知识，不注意休息，由身体劳损而引发。特别是驾驶员和办公室职员因坐姿不正确或久坐，常出现肩颈不适、腰痛、腿痛、肢体麻木等症状，最终导致腰腿痛的发生。据国内医学专家调查，人群中腰腿痛发病率呈急速上升趋势，在 2000 名调查样本中，发病率约为 12％；30～40 岁的人群中，59.1％的人有腰腿痛症状；50～60 岁的人群当中，腰腿痛患者占 71％；而 60 岁以上的人群发病率则高达 82％。

腰痛为什么更容易"亲近"女性

女性与男性的腰痛有所不同，女性由于有月经、孕育、分娩、哺乳等生理特点，同时又有月经病、带下病、妊娠病、妇科杂病等病理特点，所以腰痛相对于男性更为常见。经产妇 80％以上都出现过腰痛，经期、孕期和产后的腰痛，常被认为是生理性疼痛，不需要特别治疗。

实际上，女性腰痛的程度因人而异，在临床上有很大的差别，疼痛持续的时间也长短不一，所以有必要进行相关治疗，但更重要的是自我康复保健。特别是在冬春寒湿季节，尤其需要做好腰部的保暖，尽量避免淋雨受寒、夜卧当风等，可适当使用电热褥保暖。经常活动腰部可使腰肌舒展，促进局部肌肉的血液循环。久坐、久站的女性，需适当活动腰部，解除腰肌紧张，缓解疼痛。女性应注意性生活卫生，腰痛明显加重期间应避免性生活，在缓解期也要适当调整性生活频度；注意经期卫生，保持外阴清洁，避免泌尿生殖系统的感染；做好计划生育，选择合适的避孕方法；对于放环后引起的腰痛、月经异常，可改用其他的节育措施，以减轻症状。

有哪些妇科疾病与腰腿痛有关

当女性出现腰部疼痛症状时，切不可只关注腰部，因为腰痛可能由一些妇科疾病引起。常见的能引发腰痛的妇科疾病如下所述。

(1)宫颈炎：子宫颈有炎症感染后，会出现阴道白带增多，会阴部局部瘙痒、刺痛等症状，同时在炎症的刺激下也会引起腰部疼痛。

(2)子宫位置异常：子宫的正常位置是前倾前屈位，如果子宫后屈，位置发生异常改变时，因体内支持子宫的韧带受到过度的牵引，使部分神经受到压迫，可引起腰痛。此种腰痛无特殊治疗方法，矫正子宫位置、改变体位可缓解症状。

(3)子宫脱垂：子宫沿阴道向下移位，因盆腔支持组织薄弱和张力减低，腹腔压力增大，而产生下坠感并因牵拉而出现腰部酸痛。

(4)盆腔炎：女性患盆腔炎症，如慢性附件炎、盆腔腹膜炎、子宫骶骨韧带或结缔组织炎症等，可因炎症刺激引起腰痛。随着原发性疾病的好转或治愈，腰痛症状可逐渐转轻或消失。

（5）盆腔肿瘤：盆腔肿瘤，如子宫肌瘤、子宫颈癌、卵巢囊肿等，因肿瘤压迫神经或癌细胞向盆腔结缔组织浸润均可引发腰痛，并且痛感会随着肿瘤的增大而加剧。这类患者在腰痛时，常伴有全腹部广泛性疼痛，药物治疗经常无效。

（6）妊娠：女性怀孕后，随着胎儿逐月增大，腰部支撑力不断增加，长时间的机械作用会导致子宫韧带逐渐松弛，膨大的子宫压迫盆腔神经、血管，也会导致腰痛的发生。此种腰痛一般随着产后腰部肌力的恢复可逐渐消失。

（7）其他因素：女性如果生育胎次过多、人工流产次数过多或者性生活不加节制过于频繁等均可引起肾气亏虚，进而诱发腰痛。

腰腿痛患者应该做哪些检查

腰腿痛患者适宜做的检查如下所述。

（1）X线片：为腰腿痛患者的常规检查。一般需摄正位、侧位和左右斜位片，必要时加摄颈部前屈和后伸时的侧位片。正位片可能见到椎间隙狭窄，钩椎关节骨质增生，椎弓根增粗。侧位片可发现腰椎生理前凸消失，椎体前后缘形成骨唇，椎间隙狭窄和椎管狭窄。斜位片可判定椎间孔的情况。

（2）CT检查：可清晰显示椎体前、后缘的骨赘，以及硬脊膜囊、脊髓、神经根的受压部位和程度，测得椎管前后径和横径，还能了解椎间孔和横突孔有无狭小、椎板有无肥厚等。

（3）磁共振检查：可清晰显示椎间盘组织后突、压迫硬脊膜囊和脊髓的情况，以及有无静脉回流受阻、受压局部脊髓内有无囊性变等情况。

慢性腰腿痛：三分治，七分养

在临床上经常看到腰腿痛患者经过治疗和休息一段时间后，病情得到缓解或临床症状消失，但不久后，患者又成为"拜访"医生的"回头客"，其原因有以下几点。

(1)有的急性期腰腿痛患者经过治疗后，虽然症状基本消失，但疾病病理基础并未变化。例如，腰椎间盘突出症患者，急性期过后，椎间盘髓核并未完全还纳回去，只是压迫神经根的程度有所缓解，或者神经根的粘连解除而已，从而易再受累而复发。

(2)有的腰腿痛患者病情虽已稳定或痊愈，但在短时间内，一旦劳累或扭伤腰部可使病情复发。

(3)腰腿痛患者在症状消除后，若在寒冷、潮湿的环境下不注意保暖，致使风寒湿邪侵袭患病部位，加之劳累则容易使腰腿痛复发。

(4)腰腿痛患者(如腰椎间盘突出症患者)术后虽然突出节段髓核已被摘除，但手术后该节段上、下的脊椎稳定性依然欠佳，故在手术节段上、下二节段的椎间盘易脱出，而导致腰腿痛复发。

由此说明，慢性腰腿痛患者需要全面管理，生活中要做到三分治，七分养，需要注意生活中的细节，如此才有可能使疾病得到彻底的控制。

第 2 章
了解经穴，做自己的腰腿痛医生

何谓经络

中医学认为，经络是人体气血运行的通路，内属于脏腑，外布于全身，将各部组织、器官联结成为一个有机的整体。经，指经脉，犹如直通的径路，是经络系统中的主干；络，指络脉，犹如网络，是经脉的细小分支。经络理论是古人在长期临床实践的基础上总结出来的，一般认为，其形成与疾病的证候、针感的传导、按摩和导引的应用以及古代解剖知识等有关。这一理论与脏腑、气血等基础理论一起，对中医各科，特别是穴位指压的临床辨证和治疗，有着极为重要的指导意义。经络系统密切联系周身的组织和脏器，在生理、病理和防治疾病方面起着重要的作用。《黄帝内经》说："经脉者，所以能决死生，处百病，调虚实，不可不通。"这里概括说明了经络系统的重要性，可理解为经络系统有三方面的功能：在生理方面，有运行气血、协调阴阳的功能；在病理方面，有抗御病邪、反映证候的功能；在防治疾病方面，有传导感应、调整虚实的功能。但现代医学的解剖方法似乎对认识经络无能为力。不仅手术刀不能帮助人们观察到经络及运行于其中的"气"，而且无论哪一种现代的精密仪器似乎都无助于人们观察经络。于是，不少人对经络与气的存在表示怀疑。

经络真的存在吗？其实，经络虽看不见、摸不着，但在一定条件下却能感觉到。研究者发现，对经络敏感的人约占全人类的1％，另外有99％的人虽不敏感，但有所谓隐性经络感传现象。实践表明，人体均有14条隐性经络感传线，并且，这14条隐性经络感传线几乎与古人标示的经络完全重合。但经络研究目前还处于初级阶段，还须应用多种学科知识和研究手法，对经络、穴位和气的物理特性做深入的研究，才有可能揭示其实质。

经络敏感是指对指压特别敏感。这类人接受指压时，沿经络循行路线可出现感传现象或皮肤反应。一般十二经脉中有六条经以上出现全经传导，其余经脉的感传也通过肘膝关节以上者，即称经络敏感人。通过大量普查，各地已陆续发现这类敏感人。

人体经络系统是由什么组成的

经络系统属于中医所讲的人体网络系统，由经脉、络脉、十二经筋、十二皮部组成。

(1)经脉分为正经和奇经两大类。正经即十二经脉，包括手三阴经、足三阴经、手三阳经、足三阳经，直接和五脏六腑相络属，是全身气血运行的主要通道。奇经有八条，即督脉、任脉、冲脉、带脉、阴跷脉、阳跷脉、阴维脉、阳维脉，有统率、联络十二经脉和调节经脉气血盈亏的作用。十二正经有阴阳经表里相合的关系，奇经没有阴阳经表里相合关系。十二经别是从十二经脉分出的别行经脉，可加强十二经脉的内外联系，以及经脉所属络的脏腑在体腔深部的联系。经脉中的十二正经和奇经中的督、任二脉合称14经，是穴位指压、经络按摩疗法中应重点掌握的内容。

(2)络脉是经脉的细小分支，分为十五别络、浮络和孙络。十五别络是主要的络脉，可加强相表里的阴阳两经在体表的联系。浮络是浮现于体表的络脉。孙络是最细小的络脉的分支，它遍布全身。孙络不仅能够使营卫气血通行敷布于体表，而且也是邪气出入的通路。

（3）经筋是十二经脉的附属部分，有联络四肢百骸、管理关节屈伸运动的作用。

（4）皮部是十二经脉的功能活动在体表的反映部位，或者说是十二经脉在体表的"势力"范围，也叫十二皮部。某经的皮部，就是该经在体表的作用区域。

人体十二经脉是如何分布的

十二经脉对称地分布于人的头面、四肢和躯干，纵贯全身。

（1）四肢部：阴经隶属于五脏，行于四肢的内侧，太阴在前，少阴在后，厥阴在中间；阳经隶属于六腑，行于四肢的外侧，阳明在前，太阳在后，少阳在中间。

（2）躯干部：足三阳经分布于躯干的外侧，足三阴经分布于胸腹部。手六经中，手三阳经过肩部、上颈部，除手厥阴经在侧胸部有较短的分布外，手太阴经、手少阴经由胸内直接出于腋下。

（3）头面部：阳经上行头面部而联系五官，但分布复杂，规律不明显；阴经多行于头颈的深部而联系喉咙、舌、目等器官。

人体十二经脉的表里络属

中医经络学认为人体的十二经脉内属于脏腑，脏与腑有表里相合的关系，阴经和阳经有表里络属的关系。手太阴肺经与手阳明大肠经相表里；手少阴心经与手太阳小肠经相表里；手厥阴心包经与手少阳三焦经相表里；足太阳膀胱经与足少阴肾经相表里；足阳明胃经与足太阴脾经相表里；足少阳胆经与足厥阴肝经相表里。

互为表里的阴经和阳经在体内有属络关系，阴经属脏络腑，阳经属腑络脏，即手太阴肺经属肺络大肠、足太阴脾经属脾络胃、手阳明大肠经属大肠络肺、足阳明胃经属胃络脾、手厥阴心包经属心包络三焦、足厥阴肝经属肝络胆等六组属络关系。互为表里的经脉在生理上相互联系，在病理上相互影响，在治疗上相互为用。

人体十二经脉的交接流注

十二经脉构成"阴阳相贯，如环无端"的气血循环系统，手三阴经从胸走手，交于手三阳经；手三阳经从手走头，交于足三阳经；足三阳经从头走足，交于足三阴经；足三阴经从足走腹，交于手三阴经。

十二经脉气血的流注规律：手太阴肺经—手阳明大肠经—足阳明胃经—足太阴脾经—手少阴心经—手太阳小肠经—足太阳膀胱经—足少阴肾经—手厥阴心包经—手少阳三焦经—足少阳胆经—足厥阴肝经。

人体的奇经八脉

奇经八脉是督脉、任脉、冲脉、带脉、阴维脉、阳维脉、阴跷脉、阳跷脉的总称。"奇"有奇异、特殊的意思。奇经八脉与十二正经不同，既不直属脏腑，又无表里关系，其作用一是在循行中将功能相似的经脉联系起来，达到统摄有关经脉气血、协调阴阳的作用；二是对于十二经脉的气血有蓄溢、调节作用。奇经八脉循行无规律，督、任、冲脉同起于胞中。

(1)督脉行于腰背正中，上至头面。十二经脉中，六阳经均交会于督脉，故督脉为"阳脉之海"，具有调节全身阳经经气的作用。

（2）任脉行于胸腹正中，上抵颏部。十二经脉中，六阴经均交会于任脉，故任脉为"阴脉之海"，具有调节全身阴经经气的作用。

（3）冲脉与足少阴经并行，环绕口唇。冲脉与任脉、督脉、足阳明经、足少阳经等有联系，故有"十二经之海""血海"之称，总领诸经气血的要冲，具有涵蓄十二经气血的作用。

（4）带脉起于胁下，环行腰间一周。带脉约束联系纵行躯干部的诸条足经，使经气通畅。

（5）阴维脉起于小腿内侧，沿腿股内侧上行，至咽喉与任脉会合。

（6）阳维脉起于足跗外侧，沿腿膝外侧上行，至项后与督脉会合。

（7）阳跷脉起于足跟外侧，伴足太阳等经上行，至目内眦与阴跷脉等会合，沿足太阳经行于上额，于项后会合于足少阳经。阴、阳跷脉分主一身左、右之阴阳，濡养眼目，司眼睑的开合和下肢的运动。

（8）阴跷脉起于足跟内侧足少阴经的照海穴，通过内踝上行，沿大腿的内侧进入前阴部，沿躯干腹面上行，至胸部入于缺盆，上行于喉结旁足阳明经的人迎穴之前，到达鼻旁，连属眼内角，与足太阳经、阳跷脉会合而上行，控制眼睛的开合和肌肉的运动。

奇经八脉中，督脉、任脉各有其穴位，故常与十二经脉相提并论，合称为十四经。其余各脉的穴位都寄附于十四经之中。

小贴士 *xiaotieshi*

　　对于腰腿痛患者而言，在临床按摩时，可以依据经络（尤其是督脉与足太阳膀胱经）的循行进行辨证，多用按诊法及电测定法。按诊法，即用拇指指腹沿督脉与足太阳膀胱经路线轻轻滑动，或用拇指、食指轻轻捏拿，或用拇指指腹稍重按压揉动，以探索经络上的异常反应（如结节、条索状物、松弛、温度变化等）。对腰椎部位进行探索时，用力要均匀，并注意左右对比。

经络在防治腰腿痛中的应用

经络可体现腰痛的病理变化：由于经络是人体通达内外的一个通道，在生理功能失调时，其又是病邪传注的途径，具有反映病候的特点，故临床上在腰痛的病理过程中，常常在经络循行通路上出现明显的压痛或结节、条索状物等，以及相应的部位皮肤色泽、形态、温度等的变化。通过望色、循经触摸和按压等，可推断疾病的病理变化。

经络指导辨证：由于经络有一定的循行部位及所络属的脏腑及组织器官，故根据体表相关部位发生的病理变化，可推断疾病所属的经脉和病位所在。临床上可根据所出现的证候，结合其所联系的脏腑，进行辨证归经。比如，腰痛患者多在足厥阴肝经的循行路线上表现出不同的症状。

经络指导治疗：针灸治病是通过针刺和艾灸等刺激体表某些腧穴，以疏通经气，调节人体脏腑气血功能，从而达到治疗疾病的目的。由于经络内属脏腑，外络肢节，因而在临床治疗时常根据经脉循行和主治特点采用循经取穴的方法进行治疗。比如，足少阴肾经循行路线经过肝脏，所以临床上常通过按摩足少阴肾经的原穴——太溪穴来降脂养肝，不但疗效明显，而且实用简单。

足太阳膀胱经循行经过腰椎

足太阳膀胱经简称膀胱经，起于目内眦(睛明穴)，上达额部，左右交会于头顶部(百会穴)。本经脉分支从头顶部分出，到耳上角部。直行本脉从头顶入内络于脑，复出项部(天柱穴)，下行交会于大椎穴，再分左右沿肩胛内侧、脊柱两旁(一寸五分)到达腰部(肾俞穴)，进入脊柱两旁的肌肉，深入体腔，络肾，属膀胱。本经脉其中一分支从腰部分出，沿脊柱两旁下行，穿过臀部，从大腿后侧外缘下行至腘窝中(委中穴)。另一分支从项部分出下行，经肩胛内侧，从附分穴下行经过髋关节部，经大腿后侧至腘窝中与前一支脉会合，然后下行穿过腓肠肌，出走于足外踝后，沿足背外侧缘至小趾外侧端(至阴穴)，交于足少阴肾经(图2-1)。

足太阳膀胱经共有67个穴位，其中有49个穴位分布在头面部、项背部和腰背部，18个穴位分布在下肢后面的正中线上和足的外侧部。首穴睛明，末穴至阴。本经腧穴主治泌尿生殖系统、神经系统、呼吸系统、循环系统、消化系统的病症及本经所过部位的病症，如癫痫、头痛、目疾、鼻病、遗尿、小便不利及下肢后侧部位的疼痛等。

由于足太阳膀胱经通过人体的腰腿部，所以中医临床常选用按摩足太阳膀胱经和指压足太阳膀胱经的穴位来治疗腰腿疼痛。最常用的就是背部循经按摩、捏脊疗法、指压腰部夹脊穴、指压委中穴等。

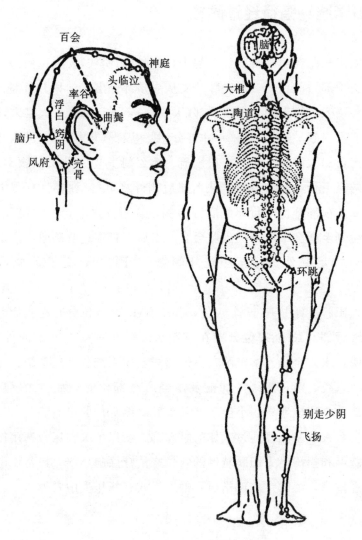

图 2-1 足太阳膀胱经循行图

足少阳胆经循行经过腰腿部

足少阳胆经的循行路线：起于目外眦（瞳子髎），向上到达额角部（颔厌），下行至耳后（风池），沿着颈部行于手少阳经的前面，到肩上交于手少阳经的后面，向下进入缺盆部；耳部的支脉：从耳后进入耳中，出走耳前，到目外眦后方；外眦部的支脉：从目外眦处分出，下走大迎，会合于手少阳经到达目眶下，下行经颊车，由颈部向下会合前脉于缺盆，然后向下进入胸中，通过横膈，联络肝脏，属于胆，沿着胁肋内，出于少腹两侧腹股沟动脉部，经过外阴部毛际，横行入髋关节部（环跳）；缺盆部直行的支脉：下行腋部，沿着侧胸部，经过季胁，向下会合前脉于髋关节部，再向下沿着大腿的外侧，出于膝外侧，下行经腓骨前面，直下到达腓骨下段，再下到外踝的前面，沿足背部，进入足第四趾外侧端（足窍阴）；足背部支脉：从足临泣处分出，沿着第一、二跖骨之间，出于大趾端，穿过趾甲，回过来到趾甲后的毫毛部（图2-2）。

足少阳胆经共有44个穴位，其中15个穴位分布在下肢的外侧面，29个穴位分布在臀、侧胸、侧头部。首穴瞳子髎，末穴足窍阴。本经腧穴可主治头面五官病症、神志病以及本经所过部位的病症，如口苦、目眩、头痛、腋下肿、胸胁痛、缺盆部肿痛、下肢外侧疼痛等。由于足少阳胆经循行经过人体的腰腿部，所以中医临床常选用循经拍打、按摩或按揉足少阳胆经的穴位来治疗腰腿痛，如按压阳陵泉穴、环跳穴等。

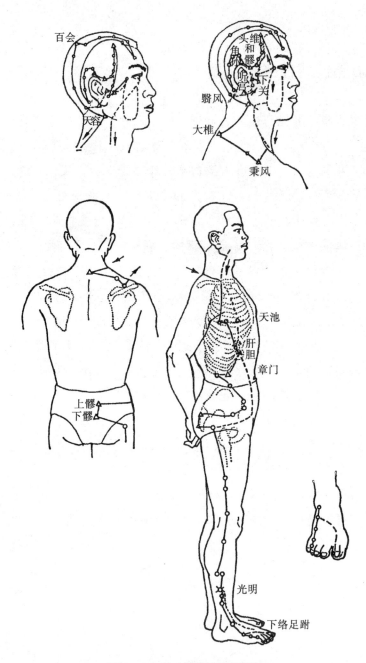

图2-2 足少阳胆经循行图

督脉从人体腰椎处循行经过

督脉起于长强，止于龈交。督脉主要循行在人体的后正中线和头正中线上，从人体腰椎处经过。督脉腧穴分布于督脉循行所过的腰背后正中线上，经过头部、面部。中医理论认为，督脉总督一身之阳经，六条阳经都与督脉交会于大椎，督脉有调节阳经气血的作用，故称为"阳脉之海"，由此可见督脉对人体的重要性。

督脉共有28个穴位，始于尾骨端之长强穴，止于龈交穴（图2-3）。

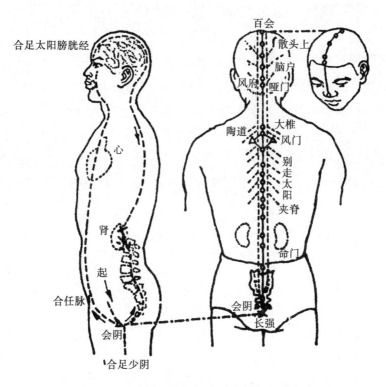

图2-3 督脉循行图

由于督脉经过人体的腰腿部，所以中医临床常选用督脉的穴位来治疗腰椎病，或直接刺激督脉来调节人体腰椎的生理功能。腰痛时循经按摩和捏脊疗法防治腰椎病就是依据中医经络督脉循行的路线而进行的。

腰为肾之府——足少阴肾经与腰腿痛

在我国传统的养生防病理论中，素有"腰为肾之府"的说法。自古以来，锻炼腰部的方法很多，大多是通过松胯、转腰、俯仰等运动来疏通腰部的气血运行，起到健肾强腰的作用。腰为肾之府，肾经经脉循行"贯脊属肾"，腰痛除与肾关系密切外，腰脊部经脉、经筋、络脉的病损亦可产生腰痛。

足少阴肾经的循行路线：起于足小趾下，斜走足心（涌泉），出于舟骨粗隆下，沿内踝后，进入足跟，再向上行于腿肚内侧，出于腘窝内侧半腱肌与半膜肌之间，上经大腿内侧后缘，通向脊柱，属于肾脏，联络膀胱，还出于前（中极，属任脉），沿腹中线旁开 0.5 寸、胸中线旁开 2 寸，到达锁骨下缘（俞府）（图 2-4）。

肾脏直行支脉：向上通过肝和横膈，进入肺中，沿着喉咙，挟于舌根两侧。

肺部支脉：从肺出来，联络心脏，流注胸中，与手厥阴心包经相接。

足少阴肾经共有 27 个穴位，其中 10 个穴位分布在下肢内侧，17 个穴位分布在胸腹部前正中线的两侧。首穴涌泉，末穴俞府。本经腧穴主治泌尿生殖系统病症和本经所过部位的病症，如遗精、阳痿、带下、月经不调、哮喘、泄泻及下肢内侧疼痛等。

由于足少阴肾经循行经过腰部，所以循经按摩、拍打在临床上多选用此经，指压太溪穴就是因为其为足少阴肾经的原穴。

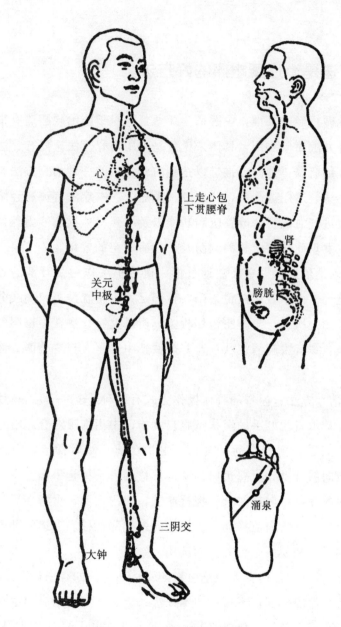

图 2-4　足少阴肾经循行图

捏脊疗法是治疗腰腿痛的好方法

督脉循行经过腰椎，中医认为疏通督脉对于防治腰腿痛有很好的疗效，而且方法简单实用，具体来说就是采用捏脊疗法。捏脊疗法是连续捏拿脊柱部肌肤，并向前推进以达到防治疾病的一种治疗方法。其特点是简便易学，适用范围广，疗效好，无痛苦。本疗法有疏通经络、调整阴阳、促进气血运行、改善脏腑功能以及增强机体抗病能力等作用，临床观察也发现此法对腰腿痛预防及治疗有一定的效果。

（1）理论依据：捏脊疗法通过捏、提等手法作用于背部的督脉、足太阳膀胱经。由于督脉总督诸阳，背部足太阳膀胱经第一侧线分布区又为脏腑背俞穴所在，与脏腑密切相关，所以捏脊疗法在振奋阳气、调整脏腑功能、缓解腰腿痛症状，尤其是调整中老年人脾胃功能方面有显著疗效。

（2）治疗方法：捏脊的具体操作方式有两种（图2-5）。一种是患者取俯卧位，术者用两手的拇指指腹与食指、中指指腹对合，沿患者脊柱两旁捏持肌肤，拇指在后，食指、中指在前；然后食指、中指向后捻动，拇指向前推动，边捏边向颈枕部推移。另一种是手握空拳，拇指指腹与屈曲的食指桡侧部对合，捏持肌肤，拇指在前，食指在后；然后拇指向后捻动，食指向前推动，边捏边向颈枕部推移。上述两种方法可根据术者的习惯和使用是否方便而选用。

（3）注意事项：捏脊前检查患者的脊柱部位，如有疮疖、皮肤外伤，或患者有其他皮肤病，不可使用本疗法；饭后不宜立即应用本疗法，需休息2小时后再进行；伴有高热、心脏病或有出血倾向者慎用本疗法。施术时室内温度要适中。捏脊时，速度要均匀，以每秒捏4次为好。一般每天或隔天捏脊1次，6次为1个疗程。慢性病患者可在进行1个疗程后休息 1 周，再进行第 2 个疗程。

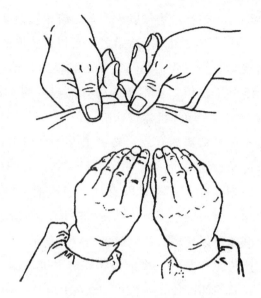

图 2-5　腰腿痛捏脊手法示意图

循经拍打是最为便捷的腰腿痛治疗方法

拍打疗法即用双手在患者某些特定部位上进行轻重不一且有节奏的拍打以治疗疾病的一种方法。拍打疗法自中医按摩分解而来，自成体系，是一种操作简单，不讲究时间、地点的绿色疗法。拍打疗法历史悠久，在《黄帝内经》中就有记载。后经隋、唐、宋、元、明、清发展至今，拍打疗法已建立了独特而完整的体系，成为保健养生方法之一。它依据中医学的治病原理，通过拍打经络穴位来协调人体阴阳对立统一的关系，更重要的是它可以激活气血、打通经络，从而达到治疗疾病的目的。拍打疗法操作简便，容易学习，并且疗效显著，不仅在临床上被广泛应用，还渐渐走入了普通家庭，深受大众喜爱。

1. 拍打疗法治疗腰腿痛的原理

传统中医学认为，拍打疗法可以起到疏通腰椎部经络、调和气血的作用。明代医学家罗洪先在《万寿仙书》里提到拍打法能疏通毛窍，能运旋荣卫。这里的运旋荣卫，就是调和气血之意。因为拍打就是以柔软、轻和之力，循经络、按穴位，施术于人体，通过经络的传导来调节全身，借以调和营卫气血，增强机体抗病能力。

拍打疗法之所以对腰腿痛有效，是由于人体脊柱后各组织，如颈、胸、腰骶部各肌群及黄韧带（黄韧带由弹性纤维构成）具有回弹作用，故利用其回弹性，以虚掌拍打腰椎以及脊柱后各组织，以激发其回弹功能。当各组织回弹至原位、小关节紊乱得以矫正、骨错缝合拢、滑膜嵌顿得以复位、肌痉挛得以松解，便可起到治疗疾病的作用。从现代医学角度来看，拍打疗法还有刺激末梢神经，促进血液、淋巴循环的作用，能协调各组织、器官间的功能，使机体的新陈代谢水平有所提高。

除此之外，拍打疗法的机械刺激有将机械能转化为热能的综合作用，能提高局部组织的温度，促使毛细血管扩张，改善血液循环和淋巴循环，降低周围血管阻力和血液黏滞性，以减轻心脏负担，可防治心血管疾病。

2. 腰腿痛拍打疗法介质的选择

使用拍打疗法治疗腰腿痛时，可选用介质，也可不选用介质。有的人为了减少对皮肤的摩擦损伤，或者为了借助某些药物的辅助作用，可在拍打部位的皮肤上涂液体、膏剂或撒粉末，这种液体、膏剂或粉末统称为拍打疗法介质，也称拍打疗法递质。目前，拍打疗法在临床中运用的介质种类颇多，如冬青膏、葱姜水、薄荷水等。用于腰腿痛的拍打疗法介质主要有以下几种。

（1）滑石粉：即医用滑石粉，有润滑皮肤的作用，一般在夏季常用，适用于各种病症，是临床上最常用的介质，在小儿拍打疗法中运用最多。

(2)爽身粉：即市售爽身粉，有润滑皮肤、吸水的作用，质量较好的爽身粉可代替滑石粉使用。

(3)葱姜汁：由葱白和生姜捣碎取汁使用，亦可将葱白和生姜切片，浸泡于75％的乙醇溶液中使用，可加强葱白和生姜的温经散寒作用，常用于冬春季节及小儿虚寒证者。

(4)白酒：即食用白酒，适用于成人拍打疗法，有活血祛风、散寒除湿、通经活络的作用，对发热患者尚有降温作用，一般用于急性扭挫伤。

(5)红花油：由冬青油、红花、薄荷脑配制而成，有消肿止痛的作用，常用于急性或慢性软组织损伤。

(6)外用药酒：取归尾30克，乳香20克，没药20克，血竭10克，马钱子20克，广木香10克，生地黄10克，桂枝30克，川乌、草乌各20克，冰片1克浸泡于高浓度白酒中，2周后使用，有行气活血、化瘀通络的功效，适用于各种慢性软组织损伤、骨和软骨退行性病症。

3. 治疗腰腿痛时拍打的轻重与节奏

拍打时主要依靠腕力，前臂只起支持腕部上下移动的作用。拍打时可两只手交替进行，尤其是自我拍打时，有些部位只能用某只手才拍打得到，所以学会双手均能拍打是必要的。每次拍打时，开始时手法宜轻，然后力量渐渐加重，到拍打快结束时，才可于某些重点穴位上进行重拍。拍打根据用力轻重，可分为3种。

轻拍法：拍打时用力较轻，多用于年老体弱、儿童及初次接受治疗的患者，或用于肌肉较薄处(如关节)和有重要脏器的地方。

中拍法：用中等力量拍打，以拍打时微有痛感为度，适用于大部分部位的拍打。

重拍法：用力较重，不仅用腕力，而且要用前臂的力量进行拍打，拍打时有痛感，但应以能忍受为度。此法多用于体质壮实之人，或体质较好而病情顽固的复诊患者，或用于拍打肌肉丰厚的骶、臀部等部位。

拍打节奏有"七里拍子""四一四""三六九"等，现在常用的是"四一四"拍。有节奏地进行拍打，既省力，又可使患者有一种舒适感。

4. 治疗腰腿痛时循经拍打的顺序

应按顺序拍打，避免遗漏。总的原则是沿着与腰腿痛有关经络的循行路线，先阳经，后阴经，先左后右，从上而下，由近及远。一般是先拍打背部正中线，再拍打夹脊两旁的侧线，然后拍打上肢，最后拍打下肢，从近端拍向远端。双侧患病时先拍左侧，再拍右侧。具体到某个肢体，要先前侧，再后侧，先内侧，后外侧，应一拍紧挨一拍密密地打，每一侧面要反复拍打3～5遍，并在该侧面的穴位上重点拍打3～5下，只可顺拍，不可逆拍，每天1次。

小贴士 xiaotieshi

拍打疗法结束后补水的重要性：拍打治疗后，人体的相关经络及反射区受到了刺激，要使血液内的沉淀物、毒素等经过肾脏、输尿管、膀胱等排泄器官排出体外，就必须在每次拍打疗法结束后饮300～500毫升的水，如此才能将体内的毒素及沉淀物排出体外。若是没有饮足够量的水，则会降低拍打效果。

5. 治疗腰腿痛时的拍打手法

拍打疗法治疗腰腿痛时常用虚掌、合掌或侧掌轻轻拍打体表。

（1）虚掌拍打：可用于腰背及下肢部的治疗。具体方法是循着督脉与足太阳膀胱经的循行路线虚掌拍打。术者五指并拢，掌指稍屈曲，使手掌形成窝状，拍打时掌中带有一定空气，这样可使拍打具有刚柔相济的弹力，且振动性好，易使移位关节矫正、小关节紊乱纠正。本疗法无须用强力、大力，尤其对于儿童的颈部扭伤，只需以食、中二指并拢以腕力拍打大椎穴数下即可。

（2）合掌拍打：两掌相合，五指略分开，用小指侧拍打，可发出有节奏的"啪啪"声，常用于肩背及四肢部的治疗。

（3）侧掌拍打：五指自然伸直并拢，用小鱼际侧着力，双手交替劈打体表，又称劈法，主要用于肩背部的治疗，对于落枕、腰腿痛、肩背部肌肉劳损等具有较好的效果。

6. 腰腿痛循经拍打疗法注意事项

腰腿痛循经拍打时需注意：术者应熟练掌握操作方法，拍打疗法和捏脊疗法可联合使用，效果更好。拍打治疗时，室内温度要适中，温度过低患者容易受凉，温度过高患者容易出汗，一般以 25～30℃ 为宜。每次治疗前患者要适当休息，使情绪安定，然后排净二便，脱去外衣。拍打开始时宜轻，以后逐渐加重；对儿童和年老体弱者手法宜轻，对年轻体壮者手法宜重；对患痹证、痿证者和感觉功能迟钝者手法应适当加重；肩部、背部和腰部宜轻拍，骶部要重拍；四肢肌肉丰满处手法宜重，关节及肌肉较薄处手法宜轻。另外，使用拍打疗法时还要注意以下几点。

（1）身心放松。拍打时除要求医生与患者皆应思想集中外，还要心平气和，身心放松。

（2）用力恰当。拍打疗法要求医者用力要恰当，因为力过小起不到应有的刺激作用，过大易产生疲劳，且易损伤皮肤。

（3）循序渐进。拍打的次数要由少到多，拍打力量由轻渐重，拍打的经络可逐渐增加。

（4）持之以恒。使用拍打疗法来治疗腰腿痛，不是一两天就能见效的，须坚持不懈，才能逐渐显现出疗效。

拍打的时间，每次以 20 分钟为宜，最好早、晚各一次，如清晨起床前和临睡前。若有局部皮肤破损、溃疡、出血等，禁止在此处进行拍打。拍打后出汗的，应注意避风，以免感冒。此外，过饥、过饱、酗酒或过度疲劳时，不要进行拍打；患皮肤病、急性传染病、癫痫、严重心脏病、各种出血倾向的疾病、内脏肿瘤、骨结核、类风湿者及女性月经期、妊娠期均不宜拍打。

腰腿痛督脉循经擦法

用手掌紧贴皮肤稍用力下压，并做上下或左右直线往返摩擦，使操作部位产生一定的热量的手法，称为擦法（图 2-6）。擦法的频率一般为每分钟 100 次左右。擦法的操作分为以下三种。

(1)掌擦法：手掌伸直，用掌面紧贴皮肤，做上下或左右方向的连续不断的直线往返摩擦。本法接触面积较大，适用于肩背、胸腹等面积较大而又较为平坦的部位。临床上常用于治疗呼吸道疾患、消化道疾患以及体虚乏力等症。

(2)大鱼际擦法：掌指并拢，微屈成虚掌，用大鱼际及掌根部紧贴皮肤，做直线往返摩擦。本法接触面积较掌擦法小，适用于四肢部，以上肢多用，常用以治疗四肢伤筋、软组织肿痛及关节活动不利等症。

(3)小鱼际擦法：手掌伸直，用小鱼际部紧贴皮肤，做直线来回摩擦。本法接触面积较小，如果操作技术熟练，摩擦后可使局部产生灼热感，如在腰骶部摩擦命门、腰俞、腰阳关、八髎等穴，常可使温热透达小腹及下肢。本法适用于肩背、腰骶及下肢等部位，常可以治疗腰背酸痛、痛经、阳痿、月经不调等病症。

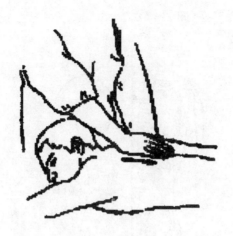

图 2-6　腰腿痛颈背腰部擦法示意图

腰腿痛的穴位按摩疗法

1. 穴位疗法的原理

穴位按摩疗法对治疗腰腿痛十分有效。中医学认为，人体的内脏若有异常，就会反映在与其相关的经络上，进一步会反映在与其相关的穴位上。因此，通过给予穴位刺激，可达到治疗疾病的目的。

2. 穴位的基本刺激法——指压法

腰痛患者穴位的刺激方法有许多种，指压法是其中常用的一种。常用的穴位如下。

命门穴

命门穴是人体督脉上的要穴，位于后背两肾之间，第 2 腰椎棘突下，与肚脐相平对的区域。命门穴可强肾固本，温肾壮阳，强腰膝固肾气，延缓人体衰老。主治阳痿、遗精、腰痛、行走无力、四肢困乏、腿部浮肿、耳部疾病等症（图2-7）。

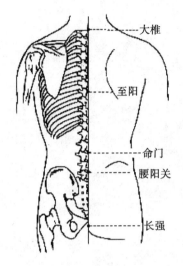

大椎

至阳

命门
腰阳关

长强

图2-7　腰背穴位示意图

肾俞穴

肾俞穴在第2、3腰椎棘突之间，旁开1.5寸。肾俞为肾气输注于背部的背俞穴。肾为先天之本，受五脏六腑之精而藏之，为人体精气出入之源泉，本穴对于肾虚所致的腰痛、性功能减退、遗精、阳痿、月经不调、盆腔炎、不孕症、腰肌劳损、身体虚弱、面色萎黄、四肢不温、慢性腹泻、耳鸣、耳聋等症有明显的治疗作用。

腰眼穴

腰眼穴在腰部第4腰椎棘突下旁开3.8寸处，与腰阳关穴相平。中医认为，腰眼穴居"带脉"（环绕腰部的经脉）之中，为肾脏所在部位。肾喜温恶寒，常按摩腰眼穴，能温煦肾阳、畅达气血，以防治腰痛。具体方法如下所述。

（1）两手握拳，以食指掌指关节突起部放在两侧腰眼穴上，先顺时针方向压揉 9 次，再逆时针方向压揉 9 次，连做 36 次，意守腰眼穴。每天按揉此穴，具有活血通络、健腰益肾等作用。

(2)两手对搓发热后，紧按腰眼处，稍停片刻，然后用力向下搓到尾骨部位(长强穴)。每次做 50～100 遍，每天早、晚各做 1 次。

(3)两手轻握拳，用拳眼或拳背旋转按摩腰眼处，每次 5 分钟左右。

(4)两手握拳，轻叩腰眼处，或用手捏抓腰部，每次做 3～5 分钟。

中医认为，用掌搓腰眼穴不仅可疏通带脉、强壮腰脊，而且还能起到固精益肾和延年益寿的作用。中年人经常搓腰眼，能防治风寒引起的腰痛症。现代医学研究证明，按摩腰部既可使局部皮肤丰富的毛细血管网扩张，促进血液循环，加速代谢产物的排出，又可刺激神经末梢。对神经系统的温和刺激，有利于病损组织的修复，提高腰肌的耐力。

腰阳关穴

腰阳关穴在腰部第 4 腰椎棘突下的凹陷中。每天按揉此穴，具有疏通阳气、强腰膝、益元气等作用(图 2-7)。具体操作方法如下。

(1)左手或右手握拳，以食指掌指关节突起部置于腰阳关穴上，先顺时针方向压揉 9 次，再逆时针方向压揉 9 次，连做 36 次。

(2)手四指握大拇指成拳，手腕放松，用拳背部叩击腰阳关穴 36 次。

委中穴

委中穴，是足太阳膀胱经的腧穴之一。其定位在腘窝横纹中央，微屈膝取穴。揉按此穴常有酸胀之感。

委中穴的主治病症为坐骨神经痛、小腿疲劳、腹痛、脖子酸痛、腰部疼痛、臀部疼痛、膝盖疼痛。中医说："腰背委中求"。每天按揉此穴，具有舒筋活络、解痉止痛等作用(图 2-8)。

按摩委中穴的具体操作方法为：双手对搓至热，以两手同时拿揉

（用大拇指与其余四指的指面对称施力拿揉）两下肢委中穴，约 1 分钟，每天 1～2 次。

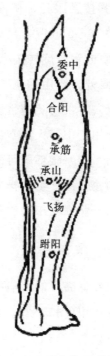

图 2－8　委中穴示意图

三阴交穴

　　三阴交穴位于内踝尖直上 3 寸处，胫骨内侧后缘（图 2－9）。取穴：一手四指并拢横量，小指下边缘靠内踝尖上，食指上缘在胫骨后缘的交点即为此穴。三阴交是足太阴脾经、足厥阴肝经、足少阴肾经的交会穴，具有补脾健胃、疏肝益肾、通经活络、调和气血等功能。此穴主治失眠、消化不良、腹痛、腹泻、肾虚阳痿、神经衰弱、小便不利、中风偏瘫、精力不足、易疲劳等症。每天按摩刺激此穴，可通经络、活气血、健脾胃、益肝肾、强身体。按摩三阴交的具体方法如下。

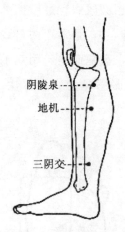

图 2-9　三阴交示意图

（1）用右手拇指指端按压左侧三阴交穴，一压一放为 1 次，如此连做 9～18 次；再换左手拇指，如法按压右侧三阴交穴 9～18 次。

（2）右手五指微握拳，将大拇指置于食指内下方，用小鱼际外侧面有节奏地叩击左侧三阴交穴，连做 18～36 次；再换左拳，如法叩击右侧三阴交穴 18～36 次。

（3）用右手拇指指端置于左侧三阴交穴处，先顺时针方向揉 9 次，再逆时针方向揉 9 次，连做 36 次；然后换左手拇指，如法揉右侧三阴交穴 36 次。

（4）两手掌相互摩擦至热，随之用右手掌面上下来回擦左侧三阴交穴，连做 18～36 次；两手掌再互相摩擦至热，换左手，如法擦右侧三阴交穴 18～36 次。

涌泉穴

涌泉穴位于足前部凹陷处第 2、3 趾趾缝纹头端与足跟连线的前三分之一处（图 2-10），为全身腧穴的最下部，乃是肾经的首穴。此穴位的主治病症包括神经衰弱、腰酸腿痛、精力减退、倦怠、妇科病、失眠、多眠、高血压、晕眩、糖尿病、过敏性鼻炎、肾脏病等。

推搓涌泉穴俗称"搓脚心"，是常用的自我养生保健按摩疗法之一。

具体方法：每晚睡前，盘腿而坐，用双手按摩或屈指点压双侧涌泉穴，力量以该穴位出现酸胀感觉为宜，每次50～100下。若能长年坚持，可增强肾脏功能。

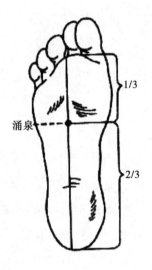

图2-10 涌泉穴示意图

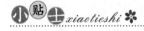

腰痛患者在接受脚底按摩治疗时，反射区受到刺激，其内所集结的代谢废物、毒素等，需经过肾脏、输尿管、膀胱等器官排出体外。因此，每次脚底按摩后，患者必须喝300～500毫升的水，以利于将体内的毒素及代谢物排出体外。另外，还要注意脚底按摩的时间，正常情况下按摩1次需要30～40分钟；若是身体较虚弱者或是较不能忍受疼痛者，应该减少按摩时间。此外，为腰痛伴严重心脏病患者按摩时，要控制好力量。

环跳穴

环跳穴位于股骨大转子和骶管裂孔连线的外三分之一处（图2-11）。环跳穴主治风湿痹痛、下肢瘫痪、腰膝疼痛、麻木不仁、坐骨神经痛等病症。按压环跳穴可有酸麻胀痛感，并可向下肢发散至小腿外侧及足部。

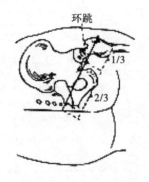

图2-11　环跳穴示意图

夹脊穴

夹脊穴均位于背腰部，当第1胸椎至第5腰椎棘突下两侧，后正中线旁开0.5寸。夹脊穴指压点穴法是以手代针点按夹脊穴，以治疗全身疾病的一种简便方法。其适用范围广，对神经、呼吸、循环、消化、泌尿、生殖等系统疾病均有较好疗效。临床上，以手代针指按夹脊诸穴，可调节全身脏腑气血而防治疾病，尤其是按压腰骶部夹脊穴有防治腰腿痛的作用。

（1）胸夹脊：分别位于第1～12胸椎棘突下旁开0.5寸处，每侧12

个，双侧共24个穴位，主治上肢疾患及胸部疾患，如气喘、咳嗽、胸痛等；胸4~胸6，主治胸部疾患，如胸痛、胸闷、心悸等；胸7~胸8，主治胸部及上腹部疾患，如胸闷、呃逆、反酸等；胸9~胸12，主治中、上腹部疾患，如肝区痛、胁肋痛、胃痛、呕吐、胆绞痛、胆道蛔虫症等。

（2）腰夹脊：分别位于第1~5腰椎棘突下旁开0.5寸处，每侧5个，双侧共10个穴位。腰1配合胸11、胸12主治腹部疾患，如腹痛、腹胀、阑尾炎、肠炎、痢疾及腹股沟部疼痛；腰2~腰5主治腰部及下肢疾患，如下肢疼痛、腰椎间盘突出症、坐骨神经痛、腰痛、瘫痪、麻木等。

（3）骶夹脊：位于第1骶椎棘突下旁开0.5寸处。主治阳痿、遗精、遗尿、脱肛、子宫脱垂、痛经、经闭、月经不调、下肢麻痹、瘫痪等。

3. 腰痛穴位按摩治疗的注意事项

医生按摩前要修整指甲，热水洗手，同时，将有碍操作的物品（如手表、手镯、戒指）预先摘掉。医生态度要和蔼，严肃细心，要耐心地向患者解释病情，争取患者合作。患者与医生的位置要安排合适，患者的姿势，要舒适而又便于操作。按摩手法要轻重适宜，并随时注意患者的反应。

按摩时间每次以20~30分钟为宜，按摩次数以15次为1个疗程。患者在大怒、大喜、大恐、大悲等情绪激动的情况下，不要立即按摩。饱食之后，不要急于按摩，一般以饭后2小时左右为宜。

按摩过程中，有些患者容易入睡，应取毛巾盖好，以防着凉，注意室温。当风之处，不要按摩。其次，忌在长有痈疖、肿瘤的部位按摩。这些部位多有相应的毛细血管与病变组织相连，体表按摩使得毛细血管扩张，易导致病变的扩散而加重病情。另外，腰痛患者在同时患有传染性疾病的病期内不能按摩，以免造成疾病传播。按摩前后勿吸烟。

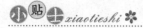

腰部疼痛该如何使用牵引疗法

腰椎牵引是利用牵拉力与反牵拉力作用于腰椎，通过向相反方向的牵拉来达到治疗腰椎间盘突出症的目的。腰椎牵引可使腰椎间隙增大，主要是腰3、腰4、腰5及骶1间隙。根据研究表明，腰椎间隙在牵引后较牵引前增宽1.5～2mm，椎间隙的增宽可使其内变为负压，加之后纵韧带的紧张，有利于突出的髓核部分还纳或改变其与神经根的关系。椎间隙的增大，关节突关节的拉开，使椎间孔恢复正常的外形，从而解除对神经根的挤压。牵引还可使腰椎得到充分的休息，减少运动的刺激，有利于组织充血、水肿的吸收、消退，还可缓解肌肉痉挛，减轻椎间隙压力。牵引的方法很多，需了解牵引疗法的适应证。腰椎管内有炎症的患者才需要牵引，才能从牵引中得到疗效；同时，牵引疗法要有间歇期，不然肌肉被长时间牵拉，会造成在牵引过程中或牵引后疼痛。单独使用牵引疗法不能治愈腰腿痛。

腰腿痛患者牵引疗法注意事项

腰腿痛患者牵引疗法注意事项如下所述。

(1)忌盲目牵引：腰腿痛患者忌盲目牵引，不科学的牵引可能会带来严重的后果。研究表明，不正确的牵引不仅不能缓解肌肉痉挛和减轻椎间隙的压力，反而会使腰椎周围的软组织损伤、充血、水肿，加重对神经组织的压迫，引起强烈疼痛，使迷走神经张力增高，心脏自律细胞受到强烈抑制，导致心搏骤停。此外，如果患者腰部交感神经受到刺激和压迫，可引起交感神经功能异常，影响肾脏的滤过功能。

(2)忌过度牵引：过度牵引是指由于牵引重量过大或牵引持续时间过长，腰肌松弛，重量相对过重，从而引起腰部损伤，产生一系列不适和损伤。轻者引起腰部包括肌肉、韧带、关节囊及椎间盘等的损伤，重者引起脊髓、神经根的牵拉损伤，严重时可出现截瘫。因此，必须掌握好牵引的度，才能既达到治疗效果，又不致造成不良后果。

(3)宜行床边牵引：腰腿痛患者要结合卧床休息，在医生的指导下做床边骨盆牵引(图 2-12)，牵引重量为 15～20 千克，每日 1～3 次，每次 0.5～1 小时，3～4 周为一疗程。电动机械床牵引，牵引重量小于患者体重的 1/3，每日 1～2 次，每次 20 分钟，3～4 周为一疗程。少数腰腿痛患者在牵引后如有腰腿痛加重倾向，应立即停止牵引治疗。

小贴士 xiaotieshi

　　腰腿痛患者有以下情形之一者禁止使用牵引疗法：有严重的心血管系统、呼吸系统疾病，心肺功能较差，或全身功能明显衰竭；年龄较大，而且有明显骨质疏松；虽然有腰痛或坐骨神经痛症状，但病因是由结核或肿瘤引起，腰椎有破坏性改变；腰骶部外伤后仍处于急性期；虽然明确诊断后确可进行牵引治疗，但因牵引而症状加重或疼痛剧烈者。

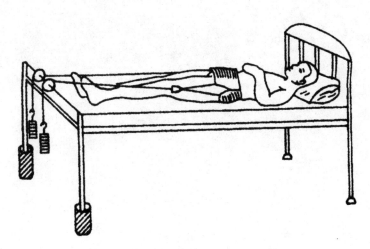

图 2-12　腰腿痛骨盆牵引示意图

第 3 章

饮食自疗，在美味中治愈腰腿痛

腰腿痛的药膳疗法

肾虚腰痛是中老年人的常见病，常伴有腰膝酸软、疲乏无力等症状，并反复发作。偏肾阳虚者，还可伴有面色无华、手足不温、阳痿早泄、舌质淡、脉沉细；偏肾阴虚者，则伴有心烦失眠、口燥咽干、面色潮红、手足心热，患者常舌质红、脉细数。采用食疗方法调理，常可收到独特疗效。

仙茅炖猪肾

【组成】仙茅 15 克，核桃肉 50 克，小茴香 20 克，猪腰 1 对，葱、姜、盐、酒各适量。

【制法】将仙茅、小茴香用纱布包好，猪腰去筋膜，所有食材放入砂锅内，加水适量，用小火炖煮，食猪腰饮汤。

【用法】佐餐食用。

【功效】补肾阳，强筋骨，祛寒湿。

【主治】阳痿精冷，筋骨痿软，腰膝冷痹，阳虚冷泻。

【禁忌】阴虚火旺者忌用此方。

茴香煨猪腰

【组成】茴香 15 克，猪腰 1 个。

【制法】将猪腰对边切开，剔去筋膜，然后与茴香共置锅内加水煨熟。

【用法】趁热吃猪腰，用黄酒送服。

【功效】温肾祛寒。

【主治】肾虚所致的腰痛。

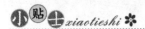

小贴士 *xiaotieshi*

　　猪腰又名猪肾或猪腰子，为猪科动物猪的肾。根据中医"以脏补脏"之理，民间常用猪腰治疗肾虚腰痛。中医理论认为猪腰有补肾、强身的功效，对肾虚腰痛、水肿等症有一定的疗效，适于腰酸、腰痛的肾虚者，遗精、盗汗者，老年人及肾虚耳聋、耳鸣者食用。现代医学研究发现猪腰含有锌、铁、铜、磷、维生素 B 族、维生素 C、蛋白质、脂肪等，是含锌量较高的食品，所以说猪腰适宜于肾虚腰痛的人食用是有科学依据的。

骨碎炖猪蹄

【组成】骨碎补、川牛膝各 20 克，菟丝子 30 克，川续断 15 克，猪蹄 2 只。

【制法】将上 4 味药用纱布包好，与猪蹄共放入锅内，加水及黄酒适量，炖至猪蹄熟烂。

【用法】吃猪蹄喝汤。每日 1 次。

【功效】补肾强骨，活血化瘀，续伤止痛。

【主治】肾虚腰痛，耳鸣耳聋，牙齿松动等。

杜仲蒸羊肾

【组成】新鲜羊肾一对，杜仲 30 克。

【制法】将羊肾剖开、洗净，将杜仲夹于剖开的羊肾内，用细线将羊肾捆紧，放入碗内。碗内加少量水及盐，置锅内隔水小火蒸 2 小时取出。

【用法】依个人餐量分次食羊肾，可连续食用。

【功效】补肾强腰、养精益髓。

【主治】肾虚所致腰痛。

小贴士 xiaotieshi

羊肾又名羊腰子，具有补肾气、益精髓的功效。可用于治疗肾虚劳损，腰背疼痛，足膝痿弱，耳聋，阳痿，尿频，遗精等症，适用于肾虚、勃起功能障碍者食用。现代营养学认为羊肾含有丰富的蛋白质、脂肪、维生素 A、维生素 E、维生素 C、钙、铁、磷等，对于性功能有一定的促进作用。

果莲炖乌鸡

【组成】乌鸡 1 只，莲子肉 15 克，白果 15 克，糯米 15 克，胡椒 3 克，葱、姜、酱、盐各适量。

【制法】乌鸡去毛及内脏，洗净，在腹腔内放入白果、莲子、糯米、胡椒，扎好，口朝上放入砂锅内，加水及葱等调料，炖熟即可。

【用法】佐餐食用。

【功效】补肾涩精，活血调经。

【主治】肾虚腰痛，遗精等。

巴戟炖鸡腰

【组成】巴戟天 15 克，枸杞子 15 克，鸡肾 30 克，红枣 5 枚（去核）。

【制法】鸡肾洗净，稍煮飞水，用油加酒爆炒后，与其他几味药物同放入炖盅内隔水炖熟。

【用法】佐餐食用。

【功效】壮阳补肾。

【主治】肾阳亏虚之腰痛、阳痿、遗精、早泄等。

冬虫夏草鸭

【组成】雄鸭1只，冬虫夏草5～10枚，盐、姜、葱各少许。

【制法】雄鸭去毛，除去内脏，洗净放入砂锅中。加冬虫夏草、盐、姜、葱、水适量，以小火煨烂，食用。

【用法】佐餐食用。

【功效】补虚助阳。

【主治】肾虚腰痛，阳痿遗精等。

鹿茸炖甲鱼

【组成】甲鱼250克，鹿茸片1克，香菜、葱段、姜片、花椒、料酒、味精、酱油、白糖、猪油、鸡汤及湿淀粉等适量。

【制法】

(1)宰杀甲鱼，洗净，用酱油浸泡入味。炒锅置火上，放入油，油烧热后，将甲鱼炸成金黄色。锅内留油，放入葱、姜、花椒制成调味油。

(2)将甲鱼放入碗内，加入调味油、料酒、酱油、味精、鸡汤、白糖、鹿茸片，然后将碗上屉蒸熟，将原汤滗出，再加入少许原汤烧开，用湿淀粉勾芡，撒上香菜，装盘。

【用法】佐餐食用。

【功效】温补肾阳，滋阴益气。

【主治】肾阳虚所致的腰痛、阳痿、遗精等。

腰腿疼痛：美味药膳汤羹疗法

药膳滋补汤亦属食疗食养的范畴，其作为膳食，首先应满足食物应具有的色、香、味、形等基本要求；作为药膳，则应尽量发挥食物本身的功效，并进行合理搭配，辨证用膳。即使需要加入药物，药物的性味也要求尽量甘、淡、平和、无异味，不能因用药就丢了膳。滋补汤保健可以说是中国饮食文化与中医药文化相结合的产物，厨师调五味，医生亦调五味，既有共性又有不同之处，对食疗的把握即是将二者巧妙地结合在一起，无论是从历史源流、方药构成，还是从制作过程、科学分析等方面来看，滋补汤保健都是饮食与医药的精华所在，而制作汤羹调五味的过程就是技艺提高的过程。

三七地黄汤

【组成】三七12克，生地黄30克，大枣4个，瘦猪肉300克。

【制法】三七打碎，生地黄、大枣、瘦猪肉放入砂锅，加适量水，大火煮沸后改小火煮1小时至瘦肉熟烂，放食盐适量即成。

【用法】饮汤吃肉，隔日1剂。

【功效】活血化瘀。

【主治】气滞血瘀型急性腰腿痛。

杜仲腰花汤

【组成】杜仲、川续断各15克，猪腰1对，白酒25毫升，葱、味精、酱油、大蒜、姜、盐、白糖各适量。

【制法】先将猪腰洗净切成腰花放入碗内，加白糖、盐、酒；另将杜仲、川续断煎取浓汁后加入腰花中。用大火烧热锅，倒入腰花迅速炒熟，然后加入调味品即可食用。

【用法】佐餐食用。

【功效】补肝肾、健筋骨、降血压。

【主治】肾虚腰痛、阳痿、遗精、眩晕、尿频等。

狗脊猪尾汤

【组成】狗脊 15 克，肉苁蓉 30 克，新鲜猪尾巴 2 条（去毛洗净）。

【制法】将肉苁蓉、狗脊用纱布包好，和猪尾巴共放入砂锅内，加水适量，用小火炖至猪尾巴熟烂，再加入适量食盐调味。

【用法】饮汤吃猪尾巴，每日 1 次，连食 1 周。

【功效】补肾助阳，强筋壮骨。

【主治】腰背酸痛。

芝麻核桃汤

【组成】黑芝麻 250 克，核桃仁 250 克，白砂糖 50 克。

【制法】将黑芝麻拣去杂质，炒熟，与核桃仁同研为细末，加入白糖，拌匀后装瓶备用。

【用法】每日 2 次，每次 25 克，温开水调服。

【功效】滋补肾阴，抗骨质疏松。

小贴士 xiaotieshi

现代研究证实，芝麻所含有的钙、磷、铁等矿物质及维生素 A、维生素 D、维生素 E 量较多，有良好的抗骨质疏松作用。核桃仁补肾强腰，从营养学角度分析，核桃仁中所含的钙、磷、镁、铁等矿物质及多种维生素均可增加骨密度，延缓骨质衰老，对抗骨质疏松。

黄芪虾皮汤

【组成】黄芪 20 克，虾皮 50 克。

【制法】先将黄芪切片，放入锅内，加水适量，煎煮 40 分钟，去渣取汁，后放入洗净的虾皮，加水及葱、姜、盐等，煨炖 20 分钟即成。

【用法】佐餐当汤服食。

【功效】补益脾肾，补充钙质，抗骨质疏松。

猪腰核桃汤

【组成】猪腰 1 对，杜仲 30 克，核桃肉 30 克。

【制法】三物共煮后加盐去杜仲渣，吃猪腰喝汤。

【用法】隔日服食 1 次。

【功效】补肾助阳，强腰益气。

【主治】腰背疼痛，遗精，畏寒肢冷等。

黑豆羊腰汤

【组成】猪腰或羊腰 1 对，黑豆 100 克，茴香 3 克，生姜 9 克。

【制法】上四物共煮熟。

【用法】吃腰花和黑豆，喝汤，可常食。

【功效】祛寒湿，强腰膝。

药膳腰痛滋补汤的应用特点

药膳腰痛滋补汤是以中医理论为基础，将中药材经过严格的加工，与传统烹饪原料结合而烹制成的可口菜肴，可同时起到治病和养生的作用。药膳腰痛滋补汤取材广泛，用料考究，制作严谨，品种丰富，风味独特。其选取入食的药材一般以植物性药材居多，经过前期加工后方可使用。具体来说其应用还具有以下特点。

(1)注重整体，辨证施食。所谓"注重整体，辨证施食"，即在运用药膳滋补汤时，首先要全面分析患者的体质、健康状况、患病性质等多方面情况，判断其基本证型；然后再确定相应的食疗原则，给予适当的滋补汤。如慢性胃炎患者，若证属胃寒者，宜服良附汤等。

(2)防治兼宜，效果显著。药膳腰痛滋补汤既可治病，又可强身防病，这是有别于药物治疗的特点之一。药膳腰痛滋补汤尽管多是平和之品，但其防治疾病和健身养生的效果却是比较显著的。民间经常食用的"八珍食疗汤"，含有山药、莲子、山楂等8种食用中药，有助于增加人们的食欲；再如，莱阳梨香菇汤是由莱阳梨汁和香菇、银耳制成的，可改善高脂血症者的血脂状况，并可增强人体的免疫功能。

(3)良药可口，服食方便。由于中药汤剂多苦味，故民间有"良药苦口"之说。有些人，特别是儿童多畏其苦而拒绝服药。而药膳腰痛滋补汤使用的多为药、食两用之品，有食品的色、香、味等特性，即使加入了部分药材，由于注意了药物性味的选择，并通过与食物的调配及精细的烹制，仍可制成美味可口的汤品，故谓"良药可口，服食方便"。

所以说，药膳腰痛滋补汤是能够充分发挥中药功效的美味佳肴，特别是其能满足人们"厌于药，喜于食"的天性，且易于普及，取材广泛，可在家中自制，是中药治病的一种特殊的、深受百姓喜爱的汤剂。

药膳腰痛滋补汤的科学配制

药膳腰痛滋补汤为滋补强壮、延年益寿的食疗佳品，其配制方法关系到汤剂的食用口感、味道及药效的发挥，应根据不同药物的性能与特点采用不同的配制方法。

药膳腰痛滋补汤的配方需遵循两个原则：一是中医方剂组成的主次辅佐关系，二是膳食的调配原则。前者指组成药膳腰痛滋补汤配方的原料应有主次辅佐关系。后者主要指要使药膳腰痛滋补汤既有中药的特点又要符合膳食的要求，即有色、香、味、形、质等方面的美感。二者的互相协调，有利于增强药膳腰痛滋补汤的食疗效果。

另外，配方中各原料的主次关系除与配方中各种原料的用量有关外，也与各种原料的功效密切相关。一般来说，居于主要地位的原料其用量应大于其他原料，而一般性食物原料的用量，如大米、面粉和蔬菜、肉类，应由膳食种类（如汤饭、糕点、菜肴）所决定，它们虽有较大的用量，但并不居于主要地位。

药膳腰痛滋补汤用量的确定

确定一种药膳腰痛滋补汤的用量，首先是以一人食用为准，确定其总量，供一人一次食用，或一日、二日食用，供一日食的通常分二次食用，供二日食的以此类推。在总量的范围内，按比例决定各种原料的用量。每种原料的一日用量，食物部分按个人的食量确定，并参照食物的膳食营养标准；中药部分，可参照《中国药典》（2020年版）相关规定。

药膳腰痛滋补汤选用药材禁忌

不同的食物有不同的属性和作用。因此，应在医生的指导下辨证、辨病地进行食物的选用，合理确定处方。同时要注意食物与食物、食物与药物之间的配伍禁忌。注意有些食物不能合用，如鸡肉忌芥末，猪肉忌荞麦等。

目前临床应用的 5000 多种常用中药中，有 500 余种可作为药膳腰痛滋补汤原料。如冬虫夏草、人参、当归、天麻、杜仲、枸杞子等。这些药物在与食物配伍、炮制和应用时需要遵循中医理论，使它们之间的作用互相补充、协调，否则易影响其效果。因此，对药膳腰痛滋补汤中药物的选用应有严格的禁忌。

在家中自行配制药膳腰痛滋补汤时，药物配伍禁忌一般要参考中药"十八反"和"十九畏"。"十八反"指甘草反甘遂、大戟、海藻、芫花；乌头反贝母、瓜蒌、半夏、白蔹、白芨；藜芦反人参、沙参、丹参、玄参、苦参、细辛、芍药。"十九畏"指硫黄畏朴硝，水银畏砒霜，狼毒畏密陀僧，巴豆畏牵牛，丁香畏郁金，川乌、草乌畏犀角，牙硝畏三棱，官桂畏赤石脂，人参畏五灵脂。以上配伍禁忌，可作为用药参考。

制作药膳腰痛滋补汤的注意事项

制作药膳腰痛滋补汤时的注意事项主要有以下几点。

(1)注意水量：熬制滋补汤，应掌握好用水量。如果加水太多，则会无端延长熬煎时间，使一些不宜久煎的药物失效。况且煎汁太多，患者难以按要求全部喝下。加水太少，则药物有效成分不易煎出，食材也不易熬烂。用水的多少应根据药物的种类和食材的多少来确定。

(2)注意火候：熬滋补汤与煎中药有共同之处，都应掌握一定的火候，只有这样才能使熬制出来的汤不干不稀，味美适口。在熬汤过程中，如果用火过急，则会使汤液沸腾外溢，造成浪费，且容易熬干；若用小火煎熬则费工费时。一般情况下，可先用大火煎沸，然后用小火熬至成汤。

(3)注意时间：滋补汤中的药物部分，有的可以久熬，有的不可以久熬。有久熬方能熬出药效的，也有的熬久反而降低药效的。因此把握好煎熬的时间十分重要。煎汤时间通常是根据药物的性质和功效来确定的。一般来说，滋补类药物及质地坚硬的药物，煎熬时间宜长；解表发汗类药物及花叶质轻、有芳香气味的药物不宜久煎，以免降低药效。

(4)注意容器的选择：能够供熬汤的容器有砂锅、搪瓷锅、铁锅、铝锅等。依照中医的传统习惯，为使滋补汤中的中药成分充分溶出，最好选用砂锅。新的砂锅要用米汤水浸熬后再使用，可防止使用时出现外渗现象。刚使用完的砂锅，不能立即用冷水冲洗，以免炸裂。

现代药茶的概念与作用

药茶是中医的传统治疗方法之一，有着悠久的历史。有的药茶是由茶或药物经加工制成的具有治疗作用的特殊饮料，既可饮用解渴，又可以防治疾病。有的药茶是以"茶"的形式出现，与平时所说的茶饮不完全相同。但不管药茶以何种形式出现，从疗效上看，药茶的有效成分溶出率高，且冲泡、携带方便，适宜于长期饮用。药茶一般作用持久而缓和，并无呆滞中焦脾胃之弊，还可以减少服药的精神负担，是一种既有汤剂之优点，又十分方便的剂型，有利于患者的调养和治疗。如果坚持饮用，辅以饮食疗法，可以达到治疗疾病、控制症状的效果。

腰腿疼痛：药茶疗法有奇效

患者因肝肾亏虚或腰部感受寒湿易致腰膝酸软、关节屈伸不利、皮肤麻木等，此类腰腿痛患者可饮用一些具有补肝肾、强腰膝、利湿热、祛风寒功效的保健茶，对治疗腰腿疼痛效果较好。

首乌牛膝茶

【组成】制首乌 200 克，怀牛膝 150 克。

【制法】将上两味药碾碎成粗末，每日取 30～50 克，用沸水冲泡，加盖泡约 20 分钟即可。

【用法】代茶饮用，于 1 日内饮完。

【功效】补益肝肾，强腰壮膝。

【主治】肝肾不足之腰膝骨痛，下肢拘紧或酸麻，行走乏力。

【禁忌】由寒湿引发的腰膝痹症不宜使用。

小贴士 xiaotieshi

本方用制首乌补肝益肾、养血祛风之功效，配伍怀牛膝补肝肾、强筋骨、活血散瘀。二药相合，不但可治疗肝肾不足所致腰膝疼痛，还可治疗轻型腰膝风湿痹痛。此外，对于脑血栓后遗留的腰膝酸麻、拘挛、疼痛等症的患者，亦可常饮此茶。

虾米壮腰茶

【组成】虾米 10 克，绿茶 3 克。

【制法】将虾米、绿茶放入杯中，用沸水冲泡 15 分钟即可。

【用法】代茶饮用。

【功效】温肾壮阳。

【主治】阳痿滑精，肾虚腰痛等。

胡桃壮腰茶

【组成】胡桃仁 10 克，绿茶 15 克，蜂蜜适量。

【制法】胡桃仁与绿茶共捣成细末，用沸水冲泡，待稍凉后加适量蜂蜜即可。

【用法】代茶饮用。

【功效】温肾纳气，壮元阳。

【主治】阳痿早泄，长期哮喘。

杜仲腰痛茶

【组成】杜仲叶12克，绿茶3克。

【制法】将杜仲叶切细，与绿茶一同入茶杯内，用沸水冲泡10分钟即可。

【用法】代茶饮用。

【功效】补肝肾，强筋骨。

【主治】脾肾阳虚引起的腰膝酸痛、阳痿早泄、尿频尿急，以及高血压、心脏病、肝硬化等。

巴戟牛膝茶

【组成】巴戟天20克，怀牛膝15克。

【制法】上两味药共研为粗末，加入适量沸水浸泡约20分钟即成。

【用法】代茶饮用，于1日内饮完。每天中、晚可配合饮用黄酒1杯。

【功效】温补肾阳，强腰健膝。

【主治】肾阳亏虚之腰酸冷痛、膝软无力、阳痿早泄，或病后腰酸、背脊冷痛、腰以下有冷感、手足不温等。

【禁忌】阴虚火旺、中气下陷者不宜饮用。

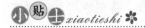

健腰补肾茶

【组成】胡桃肉 20 个，补骨脂（酒浸炒）240 克，杜仲（姜汁炒）500 克，肉桂 20 克。

【制法】上四味药碾碎成粗末，每日取 30～50 克，以沸水冲泡，加盖浸泡约 20 分钟即可。

【用法】代茶饮用，于 1 日内饮完。

【功效】补肾健腰。

【主治】肾虚腰背酸痛，转侧不利，足膝软弱，阳痿早泄，小便余沥。

【禁忌】外感风寒引起的腰背酸痛不宜饮用。

小贴士 xiaotieshi

本方中胡桃肉性味甘温，能补肾固精、温肺定喘，对肾不纳气之虚喘有良效。由于它含有丰富的植物脂肪，有很好的润肠作用；其所含的亚麻酸、亚油酸可以抑制血胆固醇的升高。此物为中老年人药食两用的上品，故用作主药。补骨脂、杜仲均为补肾强腰的要药，与胡桃肉相配伍，其效相得益彰。杜仲还能防治高血压，尤为养生益寿之所宜。再佐以温肾暖胃之肉桂，则此茶温补而不滞，是治疗腰痛效果较好的茶疗方。

虎杖芁独茶

【组成】虎杖 20 克，独活 10 克，秦芁 9 克。

【制法】上述药物共研为粗末，用沸水冲泡，加盖闷泡 20 分钟即可。

【用法】代茶饮用。

【功效】清热利湿，活血通经。

【主治】风湿热邪侵袭引起的关节疼痛，痛处可有热感或轻度肿胀，如慢性风湿性、类风湿性关节炎，或风湿热邪痹阻所致的腰腿疼痛。此方对有湿热之象的关节痛、腰腿痛，可收捷效。

【禁忌】孕妇不宜服用。

独活腰痛茶

【组成】独活 150 克。

【制法】上药碾碎成粗末，每日取 30 克，用沸水 500 毫升冲泡，加盖泡约 15 分钟即可。

【用法】代茶饮用，于 1 日内饮完。

【功效】祛风胜湿，散寒止痛。

【主治】主治风寒感冒引起的头痛、恶寒、发热、身体疼痛、腰腿酸痛。或风、寒、湿三邪侵入机体致气血运行不畅而产生的腰、膝、足、胫筋骨疼痛。

【禁忌】阴虚血燥者慎服。

小贴士 xiaotieshi ❀

据药理研究，独活具有明显的镇痛、镇静、消炎作用，能使炎症减轻、肿胀消退；其还有明显的降压作用以及解痉挛、抗菌等作用。本茶主要功效为祛风湿，可治疗腰膝痹痛，对于寒邪侵袭引起的风湿性关节炎疗效较好。

服用药茶有哪些注意事项

药茶不同于一般的茶饮，需要根据患者的症状，依据药物的性能特点进行配方，还要依据药茶的浸泡特点进行灵活操作。药茶不宜饮用过多，过多饮用药茶，会增加脾胃的负担，影响消化功能。其次，组成茶疗方剂的药物必须是甘淡爽口的，若苦味太重，则不适合代茶饮用。总之药茶疗法需要特别注意以下事项。

(1)慎重选择药茶：药茶不是万能的，也不是千篇一律的，应根据个体的身体情况和病情慎重选用药茶方，用量要适当。体质过差或病情严重者应遵医嘱，合理调整药茶处方。

(2)控制浸泡时间：药茶冲泡时间不宜过长，通常以 10～20 分钟为宜，需延长时间的应遵从医嘱。

(3)禁喝隔夜药茶：药茶以温热时饮用效果最佳，一般不隔夜饮用，以防药茶变质。

(4)注意饮用时间：滋补类药茶，宜饭前服，使之充分吸收。对胃肠道有刺激的药茶，宜饭后服，以减轻对胃肠道的刺激。

(5)药茶配料选用：自己配制药茶时，必须选择质量好的原料，禁用霉变或不洁的原料，并应遵照医嘱配方制作。

（6）服药的禁忌：服用药茶期间，一般忌食生冷、油腻等不易消化或有特殊刺激性气味的食物。如热证者忌食辛辣、油腻食物；寒证者忌生冷饮食；头晕、失眠、烦躁易怒者，不宜吃胡椒、辣椒、大蒜，不宜饮酒和浓茶；有疮疡或皮肤病者忌食鱼、虾等。

药酒的现代概念是什么

药酒指加入中药的酒。药酒是选配适当中药，经过必要的加工，用度数适宜的白酒或黄酒为溶媒，浸出其有效成分，而制成的澄明液体。在传统药酒制作中，也有在酿酒过程中，加入中药，酿制而成的。药酒既能防病治病，又可滋补身体，并具有服用方便、疗效确切、便于存放等优点，因而深受历代医家重视，是历史悠久的传统剂型之一。酒可以浸出许多水不能浸出的有效成分，是极好的有机溶媒，多数药物的有效成分都可溶于其中，所以药酒有时比同样组成的中药煎剂、丸剂作用更佳，在防治疾病方面疗效更好。

历史上酒与药紧密相关

在古代，酒曾被视作一种药物，除了作为饮品外，其最大的作用就是用来治疗疾病。酒是用谷类和酒曲酿制而成的，中医认为其气剽悍而质清，味甘辛而性热，无毒，具有温通血脉、益脾暖胃、开结化瘀、利筋骨、舒关节、润皮肤、去寒湿等功效。班固在《汉书·食货志》中就称酒为"百药之长"。早在古代，医生就常用酒来治疗疾病。随着社会科学的进步和医药领域的不断发展，人们逐渐认识到酒本身不仅可以治病，也是一种良好的有机溶剂，与中药相互配合，可以起到更好的治疗作用，于是产生了药酒。较早的药酒配方中，所用的药物的味数是比较少的，多是一酒一药。随着人们对药酒认识的不断提高，药酒中配入药物的味数逐渐增加，并形成了一定的配方或"秘方"。

药酒都有哪些优点

药酒之所以受到人们的重视和欢迎，自有它的独特优点。概括起来，主要有以下几方面。

(1)适用范围广：药酒既可治病防病，对于临床多种常见病、多发病和部分疑难病症均有一定疗效；又可养生保健、美容润肤；还可用于病后调养。

(2)便于服用：药酒不同于中药其他剂型，十分便于服用。有些药酒方中，虽然加入了多种药材，但制成药酒后，其药物中有效成分均溶于酒中，剂量较之汤剂明显缩小，服用起来相对方便。又因制作好的药酒一般可存放较长时间，不必经常购药、煎药，所以省时省力。

(3)吸收迅速：因为人体对酒的吸收较快，饮用药酒后，药物之性(药力)通过酒的吸收而进入血液循环，周流全身，能较快地发挥治疗作用。临床观察，一般药酒比汤剂的治疗作用起效快4～5倍。

(4)易有效掌握剂量：药酒是均匀的溶液，单位体积中的有效成分相对固定，按量(规定饮用量)服用，能有效掌握治疗剂量。

(5)人们乐于接受：药酒既没有酒的辛辣呛口，又没有汤剂的药味苦涩，味道较为平和。习惯饮酒的人多喜欢饮用，即使不习惯饮酒的人，因药酒多甘甜，去除了药物的苦涩之味，故人们也乐于接受。

(6)容易保存：因为酒本身就具有一定的杀菌防腐作用，药酒只要配制适当，遮光密封保存，便可经久存放，不易发生腐败变质现象。

如何自制药酒

药酒有通血脉、散诸痛、祛风湿之功效，那么，如何自制药酒呢？

(1)选用酒类：现代药酒的制作多选用 50～60 度的白酒，因为酒精浓度太低不利于中药材中有效成分的溶出，而酒精浓度过高有时反而易使药材中的少量水分被吸收，使得药材质地坚硬，有效成分难以溶出。对于不善饮酒的人来说，也可以采用低度白酒、黄酒、米酒、果酒、葡萄酒等为基质酒，但浸出时间要适当延长或浸出次数应适当增加。

(2)配制方法：将药材打碎或剪短后，先用冷开水浸湿，这样既可洗去表面脏物，又可防止药材后续吸酒太多。然后将药材表面擦干后放在玻璃瓶或罐中，兑入白酒，至少应将药材全部淹没。最后将口封严，每天摇动数次，以使药材的有效成分充分析出，浸泡半个月后即可饮用。对于有些贵重药材，可将酒饮完后再浸泡几次。

自行泡制药酒要注意：一是所用药材必须洁净或新鲜，避免用劣质药材或伪药材。二是某些补肾药酒方中，因含有毒性或作用较剧烈的药物，需经过专业的炮制后才能使用，以免服用不当，对人体造成伤害。如发现药酒表层起沫、里面有菌块或突然变浑浊等外观变化，甚至酒味异常，应停止饮用。三是持药单至中药房购买泡酒药材时，配料内的药物不能任意改动或增减剂量。

腰部疼痛：生活中的药酒处方

我国民间常有将名贵草药泡酒饮用以防治腰腿痛的习惯。以下是防治腰部疼痛的常用药酒方。

乌藤腰痛酒

【组成】生川乌 35 克，生草乌 35 克，生杜仲 35 克，忍冬藤 35 克，当归 35 克，五加皮 35 克，海风藤 35 克，乌梅 2 个，白酒 1500 毫升，冰糖 100 克，红糖 100 克。

【制法】将前 8 味药材水煎 2 小时，取药液加入冰糖、红糖，待其溶化后再加入白酒即成。

【用法】早、晚各服 1 次，每次 10～20 毫升。

【功效】温经散寒，通络止痛。

【主治】腰痛日久不愈。

独活参附酒

【组成】独活 35 克，制附子 35 克，党参 20 克。

【制法】上药碾碎，装入瓷瓶中，用 500 毫升白酒浸之，春夏浸泡 5 日，秋冬浸泡 7 日即成。

【用法】每次饮用 10～25 毫升，早、晚各 1 次。

【功效】散寒除湿，温中止痛。

【主治】腰腿疼痛，小腹冷痛。

川乌通络酒

【组成】制川乌 20 克，黄芪 60 克，桂枝 30 克，芍药 45 克，穿山龙 60 克，青风藤 60 克，钻地风 60 克，僵蚕 60 克，乌梢蛇 60 克，蜂房 30 克，甘草 20 克。

【制法】将上药碾碎，装入纱布袋中，置瓶中，用 2000 毫升白酒浸泡 7～14 天后即成。

【用法】每次饮用 20 毫升，每日 2 次。

【功效】温经散寒，祛风除湿，通络止痛。

【主治】风寒入络型腰腿痛。

人参枸杞酒

【组成】人参 10 克，枸杞子 10 克，熟地黄 10 克，冰糖 40 克，白酒 500 毫升。

【制法】将人参、枸杞子、熟地黄、冰糖放入白酒中，浸泡 15 天后即成。

【用法】每次饮用 10～25 毫升，早、晚各 1 次。

【功效】大补元气，安神固脱，滋肝明目。

【主治】劳伤虚损、少食倦怠、惊悸健忘、头痛眩晕、阳痿、腰膝酸痛等。

小贴士 xiaotieshi

中医历来将人参视为济世之上品，历代医药学家认为，人参具有补气养血、固液生津、益智安神、复脉固脱、大补元气等功效。《图经本草》记载一则故事："使二人同走，一含人参，一空口，各走奔三五里许，其不含人参者，必大喘；含者气息自如。"足见其功效非凡。现代医学研究证明，人参能够调节人体的免疫功能，具有抗肿瘤、抗辐射、抗疲劳的作用，且能够调节血糖水平。人参对贫血、神经衰弱、女性经期失血过多、男子性功能障碍、心血管疾病等都有治疗作用。由于人参在诸多方面的神奇功效，所以被人们称为"中药之王"。

八珍调养酒

【组成】当归 150 克，白芍（煨）100 克，生地黄 200 克，人参 50 克，白术 150 克，白茯苓 100 克，五加皮 400 克，红枣（去核）200 克，核桃肉 200 克，糯米酒适量。

【制法】将上述药物用糯米酒浸泡 7 日以上即可。

【用法】每次饮用 25 毫升，早、晚各 1 次。

【功效】和气血，养脏腑，调脾胃，强精神，悦颜色，补诸虚等。

双乌止痛酒

【组成】制川乌、制草乌、鸡冠花（或红花）各 10 克，川芎、当归、牛膝各 15 克，黄芪 18 克。兼肩臂痛加羌活 15 克，颈项痛加葛根 30 克，腰膝酸软加杜仲 10 克。

【制法】上述各药加白酒 1000 毫升，浸泡 7 日后服用。

【用法】每次饮用 10～25 毫升，早、晚各一次。酒量大者可适当多饮，如感觉口舌发麻宜减量。

【功效】温经活血，益气止痛。

【主治】各种无关节红肿发热的腰腿痛。

独活寄生酒

【组成】独活 30 克，桑寄生 20 克，秦艽 30 克，防风 20 克，细辛 12 克，当归 50 克，白芍 30 克，川芎 20 克，生地黄、杜仲各 50 克，牛膝、党参各 30 克，茯苓 40 克，甘草、肉桂各 15 克。

【制法】将上述药材加高度白酒 1500 毫升，封口浸泡，每日摇动 1 次，14 日后启封服用。

【用法】每次服用 10～25 毫升，每日服 2 次。

【功效】祛风散寒除湿，活血通络止痛。

【主治】腰痛。

【禁忌】肝病患者禁用。

小贴士 *xiaotieshi* ✿

　　独活寄生酒的加减方法：腰痛严重者加川续断 15 克、狗
脊 15 克；兼见下肢痛者加地枫皮 15 克，千年健 15 克；兼见
下肢挛痛者加伸筋草 30 克、木瓜 30 克；兼见上肢痛者加羌
活；遇寒痛甚者加草乌 10 克、肉桂 6 克；阴雨天痛甚者加防
己 15 克、薏苡仁 30 克；兼见瘀血者加土鳖虫 10 克、红花
12 克。

化骨腰痛酒

【组成】川牛膝、炒杜仲、当归尾、红花、醋延胡索、威灵仙、玄参
各 30 克，炮山甲 15 克。

【制法】上药共碾为碎块，用纱布包好放入瓶中，加白酒 1000 毫升
浸泡一周（冬季浸泡两周），过滤后装瓶饮用。

【用法】每次一小盅，日服 2 次。

【功效】消瘀通络，软坚散结。

【主治】腰椎增生所致的腰痛。

乌梢蛇酒

【组成】乌梢蛇 1 条。

【制法】将蛇除去内脏，置瓶中，用白酒 500 毫升浸泡 3～4 日后
即成。

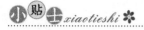
【用法】每次服用 15 毫升，每日 3 次。

【功效】祛风通络。

【主治】腰腿痛所致下肢肌肤麻木等。

小贴士*xiaotieshi*

除去内脏的乌梢蛇干燥全体是传统的中药材，别名为"乌蛇"，其肉能医治"诸风顽痹，皮肤不仁，风瘙瘾疹，疥癣等。""功与白花蛇同，而性善无毒。"其蛇胆、蛇蜕也可入药。

药酒的贮存有什么要求

凡从药房购进或自己配制的药酒，如果贮存与保管不善，不仅影响药酒的治疗效果，还会造成药酒的变质或污染，使其不能再饮用。因此，对于服用药酒的人来说，掌握一定的贮存和保管药酒的基本知识，是十分必要的。贮存药酒的一般要求如下。

(1)凡是用来配制或分装药酒的容器均应清洗干净，方可用于盛酒贮存。

(2)家庭配制的药酒，应及时装进细口、长颈、大肚的玻璃瓶中，或者其他有盖的容器中，并将其口密封好。

(3)药酒宜贮存在温度变化不大的阴凉处，室温以 10～15℃ 为好。不能与汽油、煤油以及有刺激性气味的物品混放，以免药酒变质、变味。

(4)夏季存放药酒时要避免阳光的直接照射，以免药酒中的有效成分被破坏，使药酒的功效降低。

(5)家庭自制的药酒，要贴上标签，并写明药酒的名称、功效和配制时间、用量等内容，以免误用错饮。

药酒滋补疗法的特别提醒

服用药酒时的注意事项如下所述。

(1)服用药酒不宜过量。药酒的用量一般应根据病情的需要、体质的强弱、年龄的差异、酒量的大小等实际情况而定，宜适度，一般每次饮用15～20毫升。酒量小的患者可将药酒按1∶1～1∶10的比例与加糖的冷开水混合，再按量服用。

(2)药酒中虽也含有酒精，但服用量少，一般不会对人体产生不良影响。但有些患者，如慢性肝病、肾病、高血压、气管炎、肺心病、胃病、十二指肠溃疡及皮肤病患者，要在医生的指导下饮用。妊娠及哺乳期女性不宜饮用药酒，小儿也不宜饮用药酒，年老体弱者用量应适当减少。

(3)药酒不宜佐餐或空腹饮用，应在每天早、晚分次服用。如佐餐饮用则影响药物的吸收速率及其疗效的发挥。空腹饮酒则更伤人，应尽量避免。

(4)药酒不宜冷饮。失眠患者饮药酒时应加热后温饮，可减少对胃肠道的刺激。

(5)药酒不宜混合饮用。两种以上的药酒混合饮用，由于其治疗作用不同，会在体内产生不同的反应，如头痛、恶心等，甚至可致药物中毒。

(6)服用某些西药时饮用药酒需慎重。饮酒并服用巴比妥类中枢神经抑制剂会引起中枢抑制。抗精神病类药物(氯丙嗪、异丙嗪等)和抗过敏药物(氯苯那敏、苯海拉明等)如与酒同用，对中枢神经亦有协同抑制作用，轻则使人昏睡，重则使人血压降低，导致昏迷。

(7)中医辨证属湿热、阳盛体质者，要慎用药酒，特别是壮阳之类的药酒更应慎用。

(8)饮用药酒后不宜立即针灸或行房事。

(9)不习惯饮酒的人，在服用药酒时，应先从小剂量开始，逐步增加到所需剂量。

药粥重在健身疗疾

药粥是药物疗法、食物疗法与营养疗法相结合的一种独特的疗法。药物与米谷配伍，同煮为粥，相须相使，相辅相成，能收到双重效应。如干姜是用于温胃散寒的药物，但无补脾之效，粳米可以健脾益气，却无温胃散寒之力，倘若将干姜和粳米同煮成粥，则就具有温补脾胃的双重功效，是治疗脾胃虚寒的食疗良方；生石膏有清热生津之功，为治疗气分高热症的药物，但生石膏为大辛、大寒之品，易伤胃气，所以用生石膏与粳米煮成石膏粥，则可清除气分热邪而无损胃之弊。再如苁蓉羊肉粥，方中肉苁蓉为补肾壮阳的中药，羊肉是温补脾肾的食物，同粳米煮成稀粥，不仅可以增强温补肾阳的作用，又能收到温脾暖胃的效果。由此可见药粥结合是防治疾病、强身健体、养生保健的一种极为重要的方法。

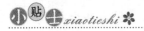

药粥疗法集医学理论、民间医疗于一体，具有全科医学的优越性。只要运用得当，可起到明显的预防保健、防病治病的

作用。药粥疗法强调对人体进行整体调理、多病同治，对久病未愈的顽疾有单纯药物所不及的独特疗效。更为重要的是药粥疗法能将治疗寓于美食之中，长期坚持食用能达到其他疗法达不到的治疗效果。因药粥的主要原料是糯米、粳米，其本身就是健脾益气的佳品，对于无病之人还可以起到强身健体的作用。

药粥治病安全又方便

传统的药粥疗法之所以久盛不衰，沿用至今，是因为它的独特剂型和疗效。中药剂型有丸、丹、膏、散，这些剂型制作工艺较复杂，处方固定不变，不能灵活组方配药为其不足之处；还有汤剂，虽然应用广泛，但也因药物的异味特性，而致患者难以接受。药粥则是从传统汤剂中脱颖而出的一种剂型。其剂型简单，既可单味药与米谷同煮，也可几味药配用与米谷煮粥，还可根据患者病情及个体差异，灵活组方，依据季节气候的变化，适时选用。药物或药汁与米谷同煮成了粥剂，既可充饥，又可食疗；既有利于药物成分的吸收，又能制约药物的不良反应，适合于长服久食。因此，药粥深受医家推崇以及民间百姓的喜欢。

药粥食材首选粳米

粳米俗称大米，其味甘淡，性平和，是非常好的补益之物。但粳米具有什么养生作用呢？

（1）粳米含有大量糖类，是热量的主要来源。其中蛋白质的含量虽然不高，但因摄入量大，所以仍然是蛋白质的主要来源。粳米所含的人体必需氨基酸也比较全面，还含有脂肪、钙、磷、铁及B族维生素等多种营养成分。

（2）中医治病常将粳米加入到方药中，取其可补正气之功。中医认为粳米有补中益气、健脾养胃、益精强志、和五脏、通血脉、聪耳明目、除烦、止渴、止泻的功效，多食能令人"强身好颜色"。

（3）粳米熬成粥具有补脾、和胃、清肺、益气、养阴、润燥的功效，能刺激胃液的分泌，有助于消化。

（4）米油为煮米粥时，浮于表面的浓稠液体，其性平味甘，大能补虚，老幼皆宜，对病后、产后、体弱之人尤为适合。《本草纲目拾遗》云："米油滋阴长力，肥五脏百窍，利小便通淋。"《随息居饮食谱》曰："补液填精，有裨羸老。"

腰腿疼痛：生活中的药粥处方

川 乌 粥

【组成】生川乌12克，粳米50克。

【制法】将生川乌与粳米用小火熬熟，加姜汁1茶匙，蜂蜜3大匙，搅匀即成。

【用法】日服2次，温热食用。

【功效】散寒通痹。

【主治】寒湿性腰腿痛。

杭芍桃仁粥

【组成】杭白芍20克，桃仁15克，粳米60克。

第3章
饮食自疗，在美味中治愈腰腿痛

【制法】先将杭白芍水煎取液 500 毫升，再把桃仁洗净捣烂如泥，加水研汁去渣，二汁液同粳米共煮成粥。

【用法】日服 2 次，温热食用。

【功效】活血、养血、通络。

【主治】气滞血瘀型腰腿痛。

栗子糯米粥

【组成】栗子粉 30 克，糯米 50 克。

【制法】将栗子去壳磨粉，与淘洗干净的糯米一同放入砂锅加水 500 毫升，先用大火烧开，再转用小火熬煮成粥，以粥面上有粥油形成为度。

【用法】日服 2 次，温热食用。

【功效】补肾壮腰。

【主治】肾虚腰腿痛、腿脚无力，脾虚腹泻等。

【禁忌】习惯性便秘者不宜服用。

小贴士 *xiaotieshi*

栗子又名板栗，有"干果之王"的美称，在国外被誉为"人参果"，古时还用来代替饭食，现有多种吃法。古诗云"老去自添腰脚病，山翁服栗旧传方，客来为说晨兴晚，三咽涂收白玉浆。"说明栗子可治老年肾亏、腰脚无力。中医认为栗子性味甘温，入脾、胃、肾三经，有养胃、健脾、补肾、壮腰、强筋、活血、止血、消肿等功效，适用于肾虚所致的腰膝酸软、腰脚不遂、小便多和脾胃虚寒引起的慢性腹泻，以及外伤骨折、瘀血肿痛、皮肤生疮、筋骨痛等症。

枸杞牛肉粥

【组成】牛肉丁50克，糯米100克，枸杞子20克。

【制法】牛肉丁与糯米共煮粥，待粥将煮好时放入枸杞子，再共煮一会，调味后服食。

【用法】日服2次，温热食用。

【功效】滋阴补肾。

【主治】腰酸腿困、下肢痿软。

生姜粥

【组成】粳米50克，生姜5片，连须葱数根，米醋适量。

【制法】生姜捣烂与粳米同煮，粥将熟时加入葱、米醋，食后覆被取汗。

【用法】日服2次，温热食用。

【功效】祛风散寒。

【主治】寒湿性腰腿痛。

小贴士 xiaotieshi

　　生姜是一味重要的调味品，也是一味重要的中药材。药用以老姜最佳，具有祛散寒邪的作用。着凉、感冒时喝姜汤，能起到很好的预防、治疗作用，与肉桂合用，效果更佳。生姜还能促进血液循环，所以主张腰腿痛患者在恢复期宜多食生姜。

芝麻羊肾粥

【组成】黑芝麻30克，枸杞子50克，羊肾1对，粳米200克。

【制法】羊肾洗净，去筋膜切碎，加入粳米、黑芝麻、枸杞子，加水适量，以小火炖烂成粥。

【用法】日服2次，温热食用。

【功效】滋阴补肾。

【主治】偏肾阴虚的腰腿痛。

鸽子韭菜粥

【组成】鸽子1只，韭菜100克，粳米100克，黄酒20毫升，精盐2克，味精3克，姜丝3克，葱末10克。

【制法】鸽子去毛和内脏，洗净，斩成大块；粳米淘洗干净；韭菜洗净，切段备用。锅内加水适量，放入鸽子块、粳米、黄酒、精盐、姜丝、葱末共煮粥，粥八成熟时加入韭菜段，再煮至粥熟，调入味精即成。

【用法】每日1剂，分2次服完，连用数日。

【功效】补益肝肾、益精养血。

【主治】肾阳虚衰型腰腿痛。

牛奶粥

【组成】牛奶500毫升，粳米100克。

【制法】粳米淘洗干净，放入锅内加清水适量，先用大火煮沸后，后改用小火煮至六成熟时，加入牛奶，继续煮至粥熟。

【用法】早晚服食。

【功效】润肺通肠，补虚养血。

【主治】体弱腰腿无力，食欲不佳，午后潮热，失眠多梦等。

熟地壮腰粥

【组成】熟地黄30克，粳米50克。

【制法】将熟地黄用纱布包好，放入砂锅内，加水 500 毫升浸泡片刻，大火煮沸后用小火煎汁，去渣，加入淘洗干净的粳米，共煮成粥。

【用法】日服 1 剂，晨起空腹食用，10 天为 1 个疗程。

【功效】补肾阴、养肝血。

【主治】眩晕心悸、骨蒸潮热、盗汗、遗精、腰膝酸痛、月经不调、消渴等。

【禁忌】脾胃素虚、便溏及痰湿素盛者忌服。

川乌姜汁粥

【组成】生川乌 3～5 克，姜汁约 10 滴，粳米 30 克，蜂蜜适量。

【制法】将生川乌研成细粉末备用，先煮粳米，煮沸后加入生川乌末，改用小火慢煎，待米熟透后加入生姜汁及蜂蜜，搅匀，再煮 1～2 分钟即可。

【用法】早晚温热服食。

【功效】祛散寒湿，通利关节，温经止痛。

【主治】风寒湿痹之四肢及腰膝酸痛，风湿性关节炎。

枸杞女贞粥

【组成】女贞子 20 克，枸杞子 50 克，山药（捣碎）50 克，粳米 100 克。

【制法】先将女贞子、枸杞子加水适量煎煮，过滤取汁，然后加入山药、粳米共煮成粥。

【用法】代早餐食。

【功效】滋补肝肾。

【主治】肝肾阴虚之腰酸腿软、头晕目眩、须发早白，以及阴虚阳亢之耳鸣、头痛、烦躁不眠等。

枸杞麦冬粥

【组成】枸杞子 30 克，麦冬 10 克，花生米 30 克，粳米 50 克，白糖适量。

【制法】上述组分加水适量共煮为粥。

【用法】代早餐食。

【功效】滋补肝肾。

【主治】肝肾不足所致的腰酸腿困、头晕眼花、视物不清、耳鸣耳聋、消渴等。

腰腿痛患者宜辨证选粥

药粥作为一种治疗腰腿痛的中医食疗方法，在使用过程中，也应做到"根据病情，辨证选粥"。如身体虚寒的腰腿痛患者宜吃散寒的生姜粥；体质虚弱的腰腿痛患者，要根据气虚、血虚、阴虚、阳虚的不同类型，而分别选用补气、补血、补阴、补阳的药粥，切不可笼统地"虚则补之"。另外，辨证选粥还要注意季节性，并结合中药的寒热温凉之性，适时调整。如腰腿痛患者冬季调养宜吃温性粥，能收到温补元阳、暖中御寒的效果。此外，饮食习惯，南北有异，在煮制药粥加用配料时，也要适当注意"南甜北咸，东辣西酸"的特点。

该如何科学配制药粥

药粥为滋补强壮、延年益寿的食疗佳品，其配制方法是否科学，直接关系到食用口感及其药效的发挥。因此药粥的配制，应根据不同药物的性能与特点采用不同的配制方法，归纳起来，有以下几种形式。

（1）药汤煮粥法：将中药煎取浓汁后去渣再与米谷同煮为粥。这种方法较为常用，如黄芪粥、麦冬粥、酸枣仁粥等。

（2）药末掺入法：将中药研成细粉，再与米谷同煮，如菱粉粥、莲子粉粥、贝母粉粥等。

（3）原汁拌和法：待米粥煮至将熟时，把原药汁直接兑入粥中，拌和均匀令沸即成。此类药汁包括烊化阿胶、胆南星汁、牛乳、羊乳、甘蔗汁、萝卜汁等。

（4）药米同煮法：以中药直接与米谷同煮为粥。凡可供食用的中药，大部分均可采用此种煮制方法。如山药、大枣、扁豆、百合、茯苓、玉竹、胡桃等，均可切碎或捣为粗末与米谷同煮粥。

药食同源：腰腿痛患者应常吃的食物

在中医药理论中，"药"与"食"本是同源的，许多食物本身也是药物。所谓"大毒治病，十去其六；常毒治病，十去其七；小毒治病，十去其八；无毒治病，十去其九。"食物无毒，用以疗疾可达到最理想的疗效。但需要说明的是，虽然食疗对腰腿痛的治疗与调养有辅助作用，但对于腰腿痛患者来说，单纯使用食物治疗是不够的，只有以其他非手术治疗方法为主（如按摩、牵引、药物等），以食疗为辅，两种方法结合起来，才能收到较为明显的疗效。

羊 肉

羊肉是日常人们食用的主要肉类之一，羊肉的肉质细嫩，较猪肉和牛肉的脂肪、胆固醇含量都要少。中医认为羊肉性温热，具有补肾滋阴、暖中补虚、开胃健脾的功效。在《本草纲目》中，羊肉被称为补元阳、益气血的温热补品。

现代医学研究发现，食羊肉可以促进血液循环，对缓解腰腿痛症状有很好的作用。不论是冬季还是夏季，腰腿痛恢复期患者适时地多吃羊肉，有祛湿气、避寒冷、暖腰膝的作用。尤其是冬季食用，可收到进补、防寒的效果。食用方法以煮食或煎汤为宜。羊肉膻味较大，煮制时加一些山楂、萝卜或绿豆，炒制时放葱、姜、孜然等作料可以去除膻味。在夏秋季节，气候燥热，不宜吃羊肉。羊肉属大热之品，凡有发热、牙痛、口舌生疮、咳吐黄痰等症状者都不宜食用。

鸽 肉

鸽肉肉味鲜美，还有一定的辅助医疗作用。古话说："一鸽胜九鸡"，说明鸽肉营养价值较高。中医认为，鸽肉易于消化，具有滋补益气、祛风解毒、清热活血、行瘀的功效，对病后体弱、血虚闭经、头晕神疲、记忆力衰退有很好的补益治疗作用，适宜于老年人、术后患者、孕妇及儿童食用。现代医学研究认为乳鸽的骨内含有丰富的软骨素、较多的支链氨基酸和精氨酸，可促进体内蛋白质的合成，加快创伤愈合。由此可见，腰腿痛患者常吃鸽肉有益于康复。

腰腿痛患者食用鸽肉的具体方法：取白鸽半只，巴戟天10克，淮山药10克，枸杞子10克，炖服，喝汤食肉；或上药配用乳鸽1只炖服，若服后偏燥，也可加入适量白木耳与乳鸽同炖煮，则补而不燥；或取白鸽蛋2个，枸杞子10克，龙眼肉5克，煲熟服用。

乌 鸡

乌鸡又称乌骨鸡，其喙、眼、脚是乌黑的，且皮肤、肌肉、骨头和大部分内脏也都是乌黑或灰黑的。从营养价值上看，乌鸡的营养远远高于普通鸡，吃起来的口感也非常细嫩。其药用和食疗作用，更是普通鸡所不能比的，被称作"名贵食疗珍禽"。乌鸡的营养成分与一般鸡相比更丰富，其含有多种氨基酸，蛋白质、维生素 B_2、烟酸、维生素 E、磷、铁、钾的含量也较高，而胆固醇和脂肪含量则很少，所以人们也称乌鸡是"黑了心的宝贝"。中医认为乌鸡是滋养肝肾、养血益精的良药，是补虚劳、养身体的上好佳品，适合体虚血亏、肝肾不足、腰腿酸困的人食用，对缓解慢性腰腿痛有一定的作用。

民间常用食疗方法：取乌鸡1只去毛及内脏，洗净，置砂锅内加水以淹没鸡为度，然后用纱布包裹10克牛蒡子，同入锅内炖煮，以肉烂为宜，吃肉喝汤，可早、晚各食1次。

鹌 鹑

俗话说"要吃飞禽，还数鹌鹑"。鹌鹑肉嫩味香，且香而不腻，一向被列为野禽上品。鹌鹑肉不仅味道鲜美，营养丰富，还含有多种无机盐、卵磷脂和多种人体必需氨基酸。鹌鹑肉是很好的补品，有补益强壮的作用。中医认为，男性经常食用鹌鹑肉可强腰脊、壮筋骨，对于腰椎间盘突出症引起的慢性腰痛有很好的缓解作用。

具体食用方法：鹌鹑1只去毛及内脏，羊肉250克，小麦50克，同煮汤，用少量食盐调味食用。本品有补气血、滋阴壮阳的作用。适用于病后体虚、血虚头晕、身体瘦弱、面色萎黄、体困神疲、腰膝酸软等气血两亏的慢性腰腿痛患者食用。

泥 鳅

泥鳅又名鳅鱼，收载于《本草纲目》："长3～4寸，沉于泥中，如鳝而小，头尖，身青黄色，无鳞，以涎自染，滑疾难握。"泥鳅体细长，呈圆筒形，黄褐色。泥鳅的吃法较多，如泥鳅粥、炸泥鳅等。中医认为泥鳅具有补中益气、养肾生精、助阳利尿的作用，对阳痿、水肿、痔疾、慢性腰椎间盘突出症、胆囊炎、疥癣有治疗作用。现代医学认为泥鳅含人体必需的多种营养成分，如蛋白质、脂肪、糖类、多种维生素和钙、磷、铁等微量元素，且含量均高于一般的鱼类。其肉质细嫩鲜美滑口，深受人们的喜爱。另外，慢性腰痛患者经常食用泥鳅可起到缓解症状的作用。需要注意的是在加工泥鳅前要先把泥鳅放在清水中养一阵，让泥鳅排净体内的污浊物后方可进行后续加工。

海　参

俗话说"陆有人参，水有海参"。海参，乃海中之人参也，简称海参，属棘皮动物。海参细长的身上长满了"肉刺"，颇像一根黄瓜，人们形象地称它为"海瓜""海黄瓜"。中医认为海参具有补肾益精、养血润燥的功效，可治肾虚引起的勃起功能障碍、遗精、小便频繁、精血亏损、腰酸腿困等症。因此，它和我国东北长白山的人参一样，属于延年益寿的珍品，适宜于慢性腰腿痛患者经常食用。

黄　鳝

黄鳝又称鳝鱼，其营养丰富，肉味鲜美，是淡水鱼中的佳品。鳝鱼和人参一样，具有很高的药用价值，民间有"夏吃一条鳝，冬吃一枝参"的说法。中医认为鳝鱼能补虚损、除风湿、通经脉、强筋骨、温肾壮阳，主治风寒湿痹等症，对于腰腿痛患者食之有益，所以主张慢性腰腿痛患者经常食用之。其食用方法为煮食或煎汤。食用鳝鱼时，一定要煮熟烧透再吃。另外需要注意的是，外感发热、虚热、腹部胀满者不宜食用。鳝鱼不宜过量食用，肠胃欠佳的人更应慎食。

牡　蛎

牡蛎又名蚝、海蛎子。古时有人认为牡蛎是由海气化成的，纯雄无雌，故称为"牡"。其肉味鲜美，生食熟食均可。牡蛎的壳自古被列为药用。欧洲人称牡蛎是"海洋的玛娜"（即上帝赐予的珍贵之物），古罗马人把它誉为"海上美味圣鱼"，日本人则称其为"根之源""海洋之超米"。

牡蛎由于生长在海洋，其味道是咸的，所以中医说其入肾潜阳，将其作为补益肝肾的食物。现代医学发现牡蛎是含锌量最多的天然食物之一（每100克牡蛎肉含锌量高达100毫克）。慢性腰腿痛患者经常食用，有利于缓解腰酸腿困症状。

小贴士 xiaotieshi

生吃、半生吃牡蛎等水产品可能引起伤寒、副伤寒等多种疾病。因为自然界的各种生物之间以食物的形式进行物质的转移，这被称为生物链，又称食物链、营养链。某些污染物（如汞、铅）进入生物体内，逐渐蓄积并通过生物链逐级转移，使生物体内污染物浓度逐级提高，这被称为生物富集作用，又称生物浓集、生物学放大化。通过生物富集作用可使生物体内污染物的浓度比环境中的浓度高几倍、几百倍，甚至几十万倍。而贝壳类食物就是某些污染物的终端，如果生吃可直接危害人体健康。

对　虾

对虾被人们誉为八大海珍品之一，为我国特产，因常成对出现而得名。对虾是一种味道鲜美且营养高的高档水产品，体长而侧扁，雄性体长13～17cm，雌性体长18～24cm，甲壳薄，光滑透明，雄性个体呈棕黄色，雌性个体呈青蓝色，全身由20节组成，额角上下缘均有锯齿。对虾有极高的营养价值，分为淡水虾与海水虾。淡水虾（如青虾）性味甘温，补肾壮阳；海水虾性味甘咸温，亦有温肾壮阳的作用，对肾虚腰酸、倦怠失眠、产妇缺乳等有辅助疗效。凡久病体虚、气短乏力、腰酸腿困、不思饮食者，都可将其作为滋补食物。所以临床上主张慢性腰腿痛患者宜常食对虾。

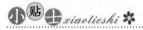

> 　　虾含丰富的蛋白质和钙等营养物质，但如果与某些水果（如柿子、葡萄、石榴、山楂等）同食，可降低其营养价值。且水果的某些化学成分容易与海鲜中的钙质结合，从而形成一种新的不易消化的物质。这种物质会刺激胃肠道，引起腹痛、恶心、呕吐等症状。因此，海鲜与这些水果同食，应至少间隔 2 小时。

松　子

松子是重要的补肾、壮阳食物。松子仁中含有较多不饱和脂肪酸、优质蛋白质、多种维生素和矿物质。中医认为经常食用松子有强身健体、提高机体免疫功能、延缓衰老和补肾等作用，是慢性恢复期腰腿痛患者最佳的滋补保健食物。对食欲不振、疲劳感强、遗精、盗汗、多梦、体虚者有较好疗效。松子含有的油脂可滋养肌肤，使皮肤细腻柔润。食用松子不能过量，每次食用不宜超过 50 克。此外，因松子含丰富的油脂，胆囊功能不良者应慎食。每次购买松子时量不要多，因为松子存放时间长了会变质且产生异味，不适宜食用。

核　桃

核桃为胡核科植物胡桃的果实，相传由张骞出使西域带回，与胡笳、胡椒、胡琴等都属于西北民族特产，现产于太行山区、新疆、山东等半山区或丘陵地带，能耐干旱。核桃在民间被称为"长寿食物"。中医认为核桃属补肾的食物，有健肾、补血、益胃、润肺等功能，可用于肾虚腰膝冷痛等症。《医学衷中参西录》称其为"强筋健骨之要药"，所以主张慢性腰腿痛患者宜常吃核桃。

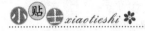

小贴士 xiaotieshi

> 核桃是个宝，应该适量、长期坚持服用。核桃仁中所含的脂肪虽然是有利于清除体内胆固醇的不饱和脂肪酸，但脂肪本身具有很高的热量，如果过多食用又不能被充分利用就会储存在体内，结果将适得其反。一般来说，每天食用核桃仁的量应在30克左右，大约相当于4个核桃。同时应该适当减少其他脂肪的摄入，以避免热量摄入过高。核桃含油脂多，腹泻的人不宜多吃。

韭 菜

古代不少著名诗人的诗句中都提到过韭菜，如唐代诗人杜甫的"夜雨剪春韭，新炊间黄粱"，宋代诗人苏轼的"渐觉东风料峭寒，青蒿黄韭试春盘"。可见韭菜自古以来就受到我国人民的喜爱和重视。但鲜为人知的是韭菜还是一味传统的中药，自古以来广为应用。

中医理论认为韭菜有温中行气、散血解毒、保暖、健胃整肠的功效，对于反胃呕吐、消渴、鼻出血、吐血、尿血、痔疮以及创伤瘀肿等症，都有一定的缓解作用。其叶和根有散瘀、活血、止血、止泻补中、疏肝通络等功效，适用于跌打损伤、噎嗝反胃、肠炎、吐血、鼻出血、胸痛等症。其除了可温补肝肾，助阳固精的作用也很突出。《本草拾遗》

中写道："韭菜温中下气，补虚，调和脏腑，令人能食，益阳。"

现代研究认为韭菜除含有较多的纤维素，能增加胃肠蠕动，对习惯性便秘有益和对预防肠癌有重要意义外，还含有挥发油及含硫化合物，具有促进食欲、杀菌和降低血脂的作用。

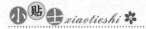

中医认为韭菜"春食则香，夏食则臭"，认为生食韭菜（包括凉拌）辛而散血，熟则甘而补中。有多食生韭菜令人口气发臭和目眩之说。现在营养学家也认为最好不要食用生韭菜，若加工熟用则有补中健体的作用。患有痈疽疮肿及皮肤癣、皮炎、湿毒者忌食韭菜；阴虚火旺者也应慎食韭菜，主要是因为韭菜牲辛辣温热，虽有壮阳益肾祛寒之功，亦能诱发皮肤疮毒。阴虚火旺、有眼疾和胃肠虚弱的人不宜多食韭菜。另外隔夜的熟韭菜不宜再吃。

大　枣

俗话说："五谷加红枣，胜似灵芝草""一日食三枣，百岁不显老"。在中医许多抗衰老的方剂中也常用到大枣，由此可见大枣的治病保健作用不可低估，尤其是患有其他慢性疾病的腰腿痛患者，更不可忽视大枣的保健作用。大枣营养丰富，含有多种维生素，尤其是鲜枣中含有较多的维生素C，有"天然维生素"之称，其还含有蛋白质、脂肪、糖类、矿物质等营养素。每100克鲜枣中所含蛋白质的量几乎是鲜果类之冠。中医认为大枣有补血、补肾的作用，尤其适宜于气虚肾亏之腰酸腿困的女性食用。所以腰腿痛患者宜常吃大枣。

需要注意的是大枣味甘而能助湿，食用不当或一次食用过多，可致脘腹痞闷、食欲不振。故湿盛苔腻、脘腹胀满的人须忌用。有些女性在月经期间会出现眼肿或脚肿的现象，其实这就是中医所说的湿重的表现，这些人就不适合服食红枣；非经期有腹胀的女性，也不适合喝红枣水，以免生湿积滞，使腹胀情况无法改善；体质燥热者，也不适合在月经期间喝红枣水，以免造成经血过多。

黑　豆

黑豆与黄豆同属大豆类。在长期的农耕社会中，人们发现牲畜食用黑豆后，体壮、有力、抗病能力强，所以，黑豆以前主要被用作牲畜饲料，其实这是由黑豆的内在营养和保健价值所决定的。

中医认为黑豆味甘性平，为清凉性滋补强壮药，具有解毒利尿、补肾养血等功效，既能补身，又能祛疾，药食皆宜。日常生活中以黑豆为原料的食物有黑豆加工的大豆卷、豆豉等。黑豆的调补服法有两种：一种是煮料豆法，即与药同煮；一种是单服法。治疗腰椎间盘突出症引起的筋骨痹痛，常用民间验方为黑豆 30 克，桑枝、枸杞子、当归各 15 克，独活 9 克，水煎服，一日 2 次。

牛　奶

牛奶含有人体所必需的多种营养成分，且在体内吸收利用率高，既经济又安全，尤其适合中老年人饮用。牛奶中含有钾、钠、镁、铁、锌、铜、硒等矿物质元素，有调节人体酸碱平衡的作用。牛奶中还含有几乎所有已知的维生素，如维生素 A、维生素 D、维生素 B_1、维生素 B_2、维生素 B_6、维生素 B_{12}、维生素 E 和胡萝卜素，尤以维生素 A、维生素 D、维生素 B_2 含量较高。这些维生素有助于人体对钙的吸收和利用，可有效延缓腰椎间盘的退行性改变。

第 4 章
科学运动，腰腿痛自愈并不难

肾虚腰痛者需要练习提肾导引功

提肾导引功是按摩与呼吸吐纳等方法相结合的一种保健强壮方法，对于防治肾虚腰痛有较好的效果，其具体方法如下。

先取坐位，两手指对搓至热，按揉中脘、神阙、气海、关元穴，再双掌搓热相叠，由中脘从上往下推擦至关元，再分揉两侧肾俞。然后两手虎口朝下，以全掌自京门穴往会阴穴推擦，均以透热为度。再根据体质情况，取站位或卧位均可，双目微闭，舌抵上腭，清神定虑，以腹式呼吸吐纳数遍，意守会阴部（男性意守睾丸至肛门处，女性意守阴道与肛门处）片刻，即可于吸气时收腹，放松肛门及会阴部。一收一松，一提一放为1遍，可做6～12遍。收功时可逐渐放松意念，缓缓睁目、叩齿、咽津，同时双手搓热摩熨面部、脐腹、腰胁，微动四肢，即可随意活动。一般每天练习1～2次，饭后半小时内禁止练此功。

本法具有补益肾气，温阳固精，涩精止遗，强腰健肾之功效，适用于肾阳虚衰所致的慢性腰痛、阳痿、遗精、滑精、早泄、月经失调等症。

腰腿痛患者的运动原则

运动疗法能促使腰腿痛患者康复，且简便易行。那么，运动为什么具有这些作用呢？这是因为运动能增强体质，尤其是加强腰背肌的功能，适当的运动能改善肌肉血液循环，促进新陈代谢，增强肌肉的强度，松解软组织的粘连，纠正脊柱内外平衡的失调，提高腰椎的稳定性、灵活性和耐久性。但若运动不当，轻则对身体无益，重则使病情加重，因此，科学地运动非常重要。

（1）运动应适度：腰腿痛患者要注意掌握运动量的大小，尤其是体质较差的人更要注意。运动量太小达不到锻炼的目的，运动量过大则可能超过机体的耐受程度，反而会使身体因过度疲劳而受伤。腰腿痛患者若运动后食欲减退、头晕头痛、自觉劳累汗多、精神倦怠、腰腿疼痛症状加重，说明运动量过大，超过了机体耐受的限度。一般来说，运动量以每次锻炼后感觉不到疲劳困乏且身体轻松为宜。

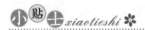

　　腰腿痛患者开始时运动量应小，以后逐渐增加运动量和运动次数。运动量过大有可能增加椎间盘的异常受力，造成新的损伤。另外，腰腿痛患者进行腰部肌肉的力量练习时，动作宜慢，用力宜缓。腰腿痛患者应选择动作强度中等、持续时间相对较长的运动，以增强腰肌力量为主。

（2）贵在坚持：运动并非一朝一夕之事，贵在坚持。"流水不腐，户枢不蠹"这句话一方面说明了"动则不衰"的道理，另一方面也强调了持久而不间断运动的重要性。只有持之以恒，坚持不懈地进行适宜的运动，才能收到祛病健身的效果。另外，运动疗法不仅是形体的锻炼，也是意志和毅力的锻炼。人贵有志，学贵有恒，做任何事情，要想取得成效，必须有恒心。

（3）有张有弛：运动疗法要有劳有逸，有张有弛。紧张有力的运动，要与放松、调息等休闲运动相交替；长时间运动，应注意适当的休息，否则不仅影响运动效果，甚至会对治病健身不利。

（4）动静结合：腰腿痛患者运动要动静兼修，动静适宜。运动时顺其自然，进行自然调息、调心，神态从容，摒弃杂念，神形兼顾，内外俱练，动于外而静于内，动主形而静主养神。这样在锻炼过程中内练精神，外练形体，使内外和谐，体现"由动入静""静中有动""以静制动""动静结合"的整体思想。

（5）运动应有规律性：医学专家经过长期的研究证明，坚持规律性的有氧运动是预防与治疗腰腿痛的有效方法。年轻人可选择耗氧量较大的运动，如跑步、游泳、爬山等，中老年人可选择步行、慢跑、太极拳等。

适宜于腰痛患者的最佳运动项目

以锻炼全身体力和耐力为目标的全身性的、有一定强度的动态运动，如慢跑、中快速步行（115～125 步/分钟）、跳绳、太极拳等是腰痛患者运动治疗的首选项目。这些运动项目可使人体交感神经兴奋，血浆胰岛素减少，而儿茶酚胺、胰高血糖素和生长激素分泌增加，能进一步抑制三酰甘油的合成，并促进脂肪分解。腰痛患者应根据自己的爱好、原有的运动基础、肥胖程度、体质、居住环境以及年龄等因素，选择不同类型的有氧运动项目。

慢　跑

慢跑是防治腰痛、高脂血症的有效方法之一。长期坚持慢跑，可使血脂平稳下降，脉搏平稳，消化功能增强，症状减轻。跑步时间可逐渐延长，以 15～30 分钟为宜。跑步宜慢速跑，以跑步后不产生头晕、头痛、心慌、气短和疲劳感为宜。跑步时要求精神放松。

步 行

世界卫生组织(WHO)提出：最好的运动是步行。步行锻炼有利于人们放松精神，减少焦虑和压抑的情绪，提高身体免疫力，且促进新陈代谢，增加食欲，有利睡眠。想通过步行达到防治疾病的目的，还要掌握科学要领，要以"坚持、有序、适度"为原则。

坚持：步行运动贵在坚持，步行最为简单而且方便，不需要特殊的场地，一年四季都可以进行。需将其融入生活与大自然，轻松、快乐的进行。

有序：步行锻炼时需循序渐进，开始时不要走得过快，应逐渐增加时间，加快速度。

适度：应做到"三个三、一个五、一个七"。"三个三"：每天应至少步行三公里、三十分钟，根据个人的情况，可将一天的运动量分成三次进行。"一个五"：每周至少运动五天以上。"一个七"：步行不需要满负荷，只要达到七成就可以防病健体。走路是最适合老年人的运动形式，可快走(或走路)15～20分钟，休息两分钟，再快走(或走路)15～20分钟，运动强度以还能交谈为原则。

跳 绳

跳绳花样繁多，可简可繁，随时可做，特别适宜在气温较低的季节作为健身运动，而且对女性尤为适宜。从运动量来说，持续跳绳10分钟，与慢跑30分钟或跳健身操20分钟的运动量相差无几，可谓耗时少，耗能大的有氧运动。

跳绳对多种疾病的治疗有促进作用，如糖尿病、腰痛、关节炎、肥胖症、骨质疏松症、高血压、抑郁症、更年期综合征等，对哺乳期和绝经期女性来说，跳绳还兼有放松情绪的积极作用。

此外，跳绳还具有健脑的作用，使大脑思维更为活跃、敏捷。中医理论认为，脚是人体之根，有 6 条经脉及多个穴位在这里交错汇集，跳绳可促进脚部血液循环，使人顿感精神舒适，行走有力，可起到通经活络健脑和温煦脏腑的作用。

跳绳时要挺胸抬头，目视前方 5～6 米处，感觉膝关节和踝关节的运动。

医学专家建议，跳绳健身可遵循"跳绳渐进计划"。初学时，仅在原地跳 1 分钟；3 天后即可连续跳 3 分钟；3 个月后可连续跳 10 分钟；半年后每天可实现"系列跳"（如每次连跳 3 分钟，共 5 次），直到一次连续跳 30 分钟。一次跳 30 分钟，相当于慢跑 90 分钟的运动量，已是标准的有氧健身运动。

需要注意的是，跳绳者应穿质地软、重量轻的高帮鞋，避免脚踝受伤。绳子要软硬、粗细适中。跳绳时须先放松肌肉和关节，上跃不要太高，跳绳后则可做些放松活动。

太极拳

太极拳具有显著的医疗保健价值。

其运动柔和、缓慢、连贯，和一般体育项目相比，它的强度和运动量相对要小些，但可显著提高人体的免疫功能。体内的分泌型免疫球蛋白在黏膜分泌液中含量最多，能够对入侵的微生物发挥免疫清除作用，是局部抗感染的重要因素，其含量的增减，直接影响全身黏膜系统的免疫功能。打太极拳后人体唾液中的分泌型免疫球蛋白含量会增加，将有助于全身黏膜系统免疫功能的增强。咽下的唾液，对消化系统黏膜免疫功能的增强也有裨益。练太极拳时舌尖轻抵上腭，牙齿勿紧咬，有唾液时要及时吞下，不可吐掉。气功家把舌抵上腭，形象地比作"鹊桥高架"，认为这样有利于督、任二脉相通，可起到引"天河水"下降滋润周身的作用。研究证明打太极拳有提高免疫力、延缓衰老的作用。

退着走

退着走就是连续地向后退着走路，在晨起锻炼的人群中，我们经常会看到有些人在退着走。慢性腰痛在很多情况下是由腰部肌肉力量不足、韧带强度不够、腰椎稳定性差引起的。"退着走"这种锻炼方式可增强腰背肌群力量，加强腰椎的稳定性及灵活性。在退着走的时候，腰部肌肉有节律地收缩和放松，可使腰部血液循环得以改善，提高腰部组织的新陈代谢，起到一定的治疗作用。"退着走"动作简单易学，可根据个人情况，掌握活动量，下面介绍两种具体方法，供大家参考。

(1)叉腰式。预备姿势：直立，挺胸抬头，双手叉腰，拇指在后，其余4指在前。拇指点按腰部双侧肾俞穴（第2腰椎棘突下，旁开1.5寸处）。

动作：退着走时先迈左腿，左腿尽量后抬，向后退，身体重心后移。先左前脚掌落地，随后全脚着地，重心移至左腿后再换右腿，左右腿交替退着走。每退1步，用双手拇指按揉肾俞穴1次。

(2)摆臂式。预备姿势：直立，挺胸抬头，双目平视，双臂自然下垂。

动作：双腿动作同叉腰式，退着走时双臂配合双腿的动作进行前后摆动。

退着走锻炼可每天早晚各进行1次，每次20分钟，强度一般以每次锻炼后，稍事休息，疲劳感即逐渐消失为宜。

悬 垂

腰腿痛患者可利用门框或单杠等物进行悬垂锻炼。悬垂时应注意放松腰部及下肢，使身体自然下垂，以达到牵引腰椎的目的。悬垂的上下动作一定要轻，避免因动作剧烈而损伤腰椎，加重病情（图4-1）。锻炼时要循序渐进，逐渐增加运动量，并持之以恒。

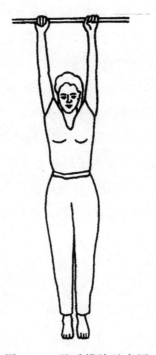

图 4-1　悬垂锻炼示意图

爬　行

爬行运动是指腰腿痛恢复期患者四肢着地进行爬行锻炼。爬行运动能调整血液循环，减轻心脏和脊柱的垂直负荷，对于防治心脑血管疾病及腰腿痛的康复有一定帮助。具体方法为：双手、双膝着地或着床，头部自然上抬，腰部自然下垂，爬行长度为 20 米左右。

运动时急性腰扭伤的处理

急性腰扭伤时患者可出现剧烈疼痛，甚至有腰部断裂感。此时，患者腰部不敢活动，伴行走困难，严重者甚至卧床时不能翻身。腰部的疼痛为持续性的，咳嗽、打喷嚏、腹部用力等都可使疼痛加剧。这是由腰部或骶部的肌肉、韧带、筋膜等软组织突然受到牵拉而超过其弹性限度所致。急性腰扭伤可按如下方法进行处理。

(1)停止工作、劳动，绝对卧床休息。应仰卧于硬板床上，床上垫一厚被、腰下垫一软枕，以减轻疼痛和缓解肌肉痉挛。

(2)扭伤当天不要热敷和推拿，以免局部血管扩张，发生渗血和加重水肿。扭伤 24 小时后，局部可用热敷、推拿按摩、拔火罐等方式治疗；或食盐炒热后用布包敷患处；或用指尖、掌缘或半握拳的手均匀地敲击腰背部受伤的肌肉；还可用红花油、米酒等涂抹、按揉患处，以促进局部的血液循环，调和气血。

第 5 章
学会绿色疗法，腰腿痛能除一半

腰腿痛的穴位贴敷疗法

穴位贴敷药物疗法至今约有3000多年的历史，与汤剂有异曲同工之妙，是中医治病的一种外治方法。药物通过经络穴位传入刺激。激发和调整机体内在的生理功能，使之重建正常的动态平衡，以达到治愈疾病的目的。贴敷药物的剂型分为以下几种。

（1）散剂：将多种药物经过粉碎后，混合均匀而成。其剂量可随意加减，稳定性高，储存方便，疗效迅速。使用时一般取药末用水调和成团，贴于治疗穴位，定期更换。如治疗腰痛的"腰痛散"，贴敷在肾俞上，可用胶布固定。

（2）糊剂：将粉剂用黏合剂，如酒、醋、鸡蛋清等，调匀后涂于穴位，外盖纱布，用胶布固定。这种糊剂可缓慢释放药效，如治疗虚寒性腹痛的"腹痛散"。女性月经不调所用"调经糊"是将药末用酒调和后，贴敷穴位。因醋能软坚散结、祛瘀止痛，酒能活血散瘀、祛风除湿、宣经通络，二者外用，可使人体血管扩张、皮肤充血，从而改善血液循环，有利于药物的渗透和吸收。

（3）膏剂：将药物粉碎过筛后，取药末适量，加入葱、姜或蜂蜜调和，贴在穴位上。如"咳嗽膏"用蜂蜜制成，因为蜂蜜本身营养丰富，有镇咳、缓下、解毒而和百药的功效，不仅润滑黏合，还可防止某些药物的氧化变质。"哮喘膏"用生姜制成，"头痛膏"用葱白制成。姜、葱可以温中散寒通阳，易于激发穴位功能，发挥疗效。

（4）饼剂：将药物粉碎过筛后，加入适量的面粉拌匀，做成小饼状，贴敷于穴位。

腰腿痛的麸皮热敷疗法

　　热敷可扩张血管，促进血液循环，使肌肉、肌腱、韧带松弛，可解除因肌肉痉挛、强直而引起的疼痛（如胃肠痉挛、腰肌劳损等），加速渗出物的吸收，促进炎症的消散，有消炎退肿的作用，还可解除因肠胀气引起的疼痛以及尿潴留等。

　　麸皮热敷疗法中用麸皮 1.5 千克，在铁锅内炒热后，再加入食醋0.25 千克迅速搅拌均匀，装入自制布袋内，然后放置在腰痛部位并用被子盖好保暖热敷。此法能促进腰部血液循环，还能祛风湿、活血通络，对腰肌劳损患者效果良好。

腰腿痛的粗盐热敷疗法

　　将炒热的粗盐包在布袋里，趁热敷在患处，每次 30 分钟，早晚各一次，注意不要烫伤皮肤。此法对因感受寒邪和湿邪而患腰痛者有很好的疗效。盐中含有多种矿物成分和微量元素，且有很强的渗透力，加热后敷在关节处可以祛除体内的寒气和湿气。做盐袋最好选用纯棉的布料，一定要致密，透气性好。盐袋一般做成长 20cm，宽 12cm 大小，用起来灵巧方便。盐袋的厚度达 3cm 左右并有滚动感是最合适的，且盐粒最好不要有特别坚硬的棱角。使用时将盐袋在微波下加热 2 分钟即可。刚加热过的盐袋很热，可以先用盐袋在疼痛处滚动，待盐袋不烫了再贴于皮肤病患处。盐袋热敷法对痛风、腰腿痛和肌肉拉伤都有一定的治疗和缓解作用。

腰腿痛的水袋热敷法

水袋热敷法又称为干热敷法，作用为解痉、镇痛、保暖。将温度为50℃的水灌入热水袋内，灌入量为热水袋容量的 1/2～2/3，逐出袋内空气，拧紧塞子，装入布套中或用毛巾包裹，放于患处热敷。热敷时间一般为 20～30 分钟。此法使用较方便，但其穿透力不如湿热敷法。

腰腿痛的湿热敷法

湿热敷法的作用为消炎、镇痛。在需要热敷的局部皮肤涂以凡士林（或食用油，其范围要大于热敷面积），然后盖上一层纱布。将浸在热水里的小毛巾拧干（以不滴水为度），用手腕部试温，以不烫手为宜，折叠后敷于患处，上面加盖干毛巾保温。湿热敷的温度以患者能够耐受，不觉烫为原则，3～5 分钟更换一次，一般连续热敷 15～20 分钟。热敷完毕，揭去纱布，擦去凡士林，穿好衣服。湿热敷穿透力强，因而消炎作用也好。热敷过程中应加强观察，以防烫伤；对有伤口的部位进行热敷时，应注意在无菌环境下操作，敷后伤口宜换药；热敷面部者，敷后半小时内不宜外出，以防感冒。

腰腿痛的艾炷直接灸疗法

该法即将艾炷直接放在穴位上灸。为防止倾斜，施灸前可先在穴位局部皮肤上涂以少量大蒜汁、凡士林或清水，以增加黏附性。艾炷是用艾绒捏成的圆锥形小体，每燃烧尽一个艾炷称为"一壮"。一般以使用的艾炷的大小和壮数来掌握刺激程度，一般灸7～9壮为宜，直接灸临床又分瘢痕灸、无瘢痕灸和发泡灸三种。

(1)瘢痕灸(又称化脓灸)：用火点燃小艾炷，每壮艾炷燃尽后，除去灰烬，再更换新炷。灸时可产生剧痛，术者可拍打施灸穴位四周，以缓解疼痛。待所需壮数灸完后，施灸局部皮肤往往被烧破，可贴敷生肌玉红膏于创面，每日更换1次，5～6周左右灸疮结痂脱落，局部留有疤痕。本法在临床上常用于瘰疬，皮肤溃疡日久不愈，疣、痣、鸡眼及局部难治之皮肤病的治疗。

(2)无瘢痕灸：施灸后局部皮肤有红晕而不起泡，且灸后不留瘢痕。临床常用中、小艾炷施灸，施灸时患者稍觉灼痛即去掉艾炷，另换一炷。以局部皮肤有红晕、无烧伤、自觉舒适为度。本法在临床上常用于湿疹、痣、疣、疥癣及皮肤溃疡不愈等的治疗。

(3)发泡灸：用小艾炷。艾炷点燃后患者自觉局部发烫时继续灸3～5秒钟。此时施灸部位皮肤可见一艾炷大小的红晕，1～2小时后局部发泡，一般无须挑破，外敷消毒纱布3～4天后可自然吸收。临床用于疮肿、瘰疬、白癜风、皮炎、疥癣等的治疗。

腰腿痛的艾炷间接灸疗法

本法是用药物将艾炷与施灸腧穴部位的皮肤隔开而施灸的一种方法。此种灸法可产生艾灸与药物的双重作用，是临床广为应用的一种灸法(图5-1)。

(1)隔姜灸：将鲜生姜切成3～4mm厚的姜片，中间以针刺数孔，放于穴位处或患处，上置艾炷施灸。旋灸过程中若患者感到局部灼热疼痛，可将姜片稍提起，然后放下再灸，至局部皮肤有红晕为度。本法多用于皮肤冷痛、虚寒性慢性病、面瘫、冻疮、皮肤慢性溃疡、疮癣等的治疗。

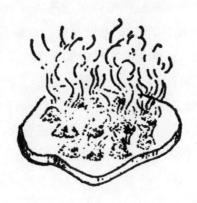

图 5-1　间接灸法示意

（2）隔蒜灸：将新鲜大蒜切成 3～4mm 厚的片，中间以针刺数孔。具体灸法同隔姜灸。隔蒜灸后多有水疱，应注意皮肤护理，预防感染。本法多用于瘰疬、疮毒、皮肤红肿、瘙痒、毒虫咬伤等的治疗。

（3）隔盐灸：用纯净的食盐填平脐中，或于盐上再置一薄姜片，上置大艾炷施灸。本法适用于阳痿、滑泄、不孕、荨麻疹、瘙痒等的治疗，可美容、保健、抗衰老等。

（4）隔附子饼灸：将附子研成粉末，加面、酒调和制成直径 2～3cm、厚约 0.8cm 的附子饼，中间以针刺数孔。具体灸法同隔姜灸。本法多用于身肿、面部有皮肤色素沉着病和疮疡久溃不敛等症的治疗。

腰腿痛的艾条灸疗法

本法是用薄棉纸包裹艾绒卷成圆筒形的艾条，施灸时点燃一端，在穴位或患处施灸。艾条灸法又分为温和灸、雀啄灸和回旋灸三种，下面详细介绍温和灸和雀啄灸。

（1）温和灸：将艾条的一端点燃，对准施灸部位，在距皮肤1～2cm处进行熏灸，使患者局部有温热感而无灼痛，一般每次穴施灸3～5分钟，以皮肤有红晕为度。该法多用于面瘫、白癜风、皮肤瘙痒症、斑秃、荨麻疹、血管炎、风疹及皮肤疮疹久不收口等多种疾病的治疗。温和灸多用于治疗慢性病（图5-2）。

（2）雀啄灸：点燃艾条一端后，与施灸部位并不固定在一定距离，而是像鸟雀啄食一样，一上一下地施灸称为雀啄灸。将艾条反复地旋转施灸则称为回旋灸。雀啄灸多用于治疗急性病（图5-3）。

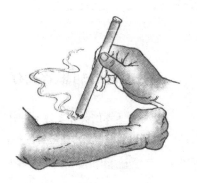 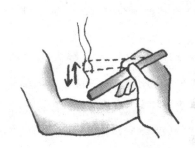

图5-2　温和灸示意图　　　　图5-3　雀啄灸示意图

腰腿痛艾灸疗法操作宜忌

灸疗是以中医脏腑经络基础理论为指导的一种治疗方法，因此，使用时，首先要根据疾病的部位、病性等，辨证选穴，这样才能收到预想的效果。灸治是一种热疗，它借助于艾灸的温热作用而疏通经络，故在施灸时，切不可距离太近，以免灼伤皮肤，造成感染。灸治，现在多以被灸处皮肤有温热感或灼热感为标准。点燃的艾条一般距离皮肤3～5cm，以灸5～10分钟为宜。施灸前要与患者讲清灸治的方法及疗程，尤其是瘢痕灸，一定要取得患者的同意。瘢痕灸后，局部要保持清洁，必要时要贴敷料，每天换药1次，直至结痂为止。偶有灸后身体不适者，如有身热感、头晕、烦躁等，可令患者适当活动身体，饮少量温开水。施灸时注意安全使用火种。

腰腿痛的拔罐疗法

拔罐是中医数千年来治疗腰腿痛的主要方法之一。腰部拔罐具有安全、方便，治病快捷的特点，对因风寒湿邪引起的顽固性腰痛有独特的疗效，且治愈率高，无痛苦，无毒副作用。由于腰部的肌肉较厚，走罐与多罐疗法对腰部疼痛有较好的治疗效果。拔罐时，患者一般采取俯卧的体位。

（1）多罐：用于治疗腰部疾病。可酌量吸拔数个罐子。如某一肌束劳损时可按肌束的位置成行排列吸拔多个罐子，称为"排罐法"。

（2）走罐：亦称推罐，即在拔罐前，先在所拔部位的皮肤或罐口上，涂上一层凡士林、板油等润滑油作为介质，再以闪火法或滴酒法将罐吸拔于所选部位的皮肤上，然后，医者以右手握住罐子，以左手扶住并拉紧皮肤，向不同方向往返推动罐子，至所拔部位的皮肤红润、充血，甚至瘀血时，将罐起下。此法适用于肌肉丰厚部位（如脊背、腰臀、大腿等）的酸痛、麻木、风湿痹痛等症的治疗（图5-4）。

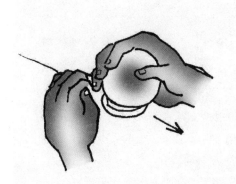
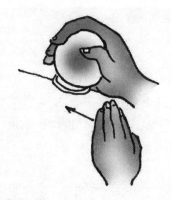

图5-4 腰部走罐操作示意图

腰腿痛的拔火罐部位与方法

火罐是用火在罐内燃烧，形成负压，以使罐吸附在皮肤上。施术穴位主要有中脘、肝俞，以及背部脊柱两侧脾俞、胃俞。拔火罐的方法主要有以下几种。

(1)闪火法：用镊子或止血钳夹住燃烧的酒精棉球，在火罐内绕一圈后，迅速退出，快速将火罐扣在施术部位。此法简便安全，不受体位限制，为目前临床常用的方法。

(2)投火法：将纸片或酒精棉球点燃后，投入罐内，然后迅速将火罐扣于施术部位。

(3)滴酒法：将95％酒精滴入罐内1～3滴(切勿滴入过多，以免拔罐时流出烧伤皮肤)，沿罐内壁摇匀，用火点燃后，迅速将罐扣在应拔的部位。

(4)贴棉法：将大小适宜的酒精棉，贴在罐内壁的下1/3处，用火将酒精棉点燃后，迅速将罐扣在应拔的部位。

小贴士 xiaotieshi ❁

拔罐时，一般留罐10～15分钟，待局部皮肤瘀血时，将罐取下。取罐时，左手扶住罐身，右手按压罐口的皮肤，使空气进入罐内，火罐即可松脱，不可硬拉或旋动，以免损伤皮肤。若罐大且吸附力强，可适当缩短留罐的时间，以免皮肤起疱。

腰腿痛拔罐时的注意事项

拔罐时要选择适当体位和肌肉丰满的部位。若体位不当、骨骼凹凸不平、毛发较多均不适用。拔罐时要根据所拔部位的面积选择大小适宜的火罐。操作时必须迅速，才能使罐拔紧，吸附有力。用火罐时应注意勿灼伤或烫伤皮肤。若因皮肤烫伤或因留罐时间太长而致皮肤起水疱，小的水疱无须处理，仅敷以消毒纱布，防止擦破即可；水疱较大的用消毒针将液体放出，涂以甲紫药水，或用消毒纱布包敷，以防止感染。皮肤有过敏、溃疡、水肿及局部有大血管分布时，不宜拔罐。高热抽搐者，以及孕妇的腹部、腰骶部位，亦不宜拔罐。

腰腿痛患者常用的其他理疗方法

理疗在临床上应用广泛，具有独特的医疗价值，是治疗腰腿痛的重要辅助手段，有良好的缓解疼痛作用。腰椎间盘突出症患者一般都伴有骨质增生，腰椎骨质增生压迫神经根和脊髓时，可致炎症反应。应用超声波、红外线、电疗、热疗等方法，可促进炎症消退、水肿吸收。腰椎间盘突出症的局部炎症反应时间过久可造成组织粘连，而理疗具有松解粘连、软化瘢痕的作用。理疗（如透热、直流电、超声波等）在消除神经根及关节囊、韧带等周围软组织的炎性水肿的同时，可改善脊髓、神经根及腰部的血液供应和营养状态。温热疗法、超声波等能缓解腰部肌肉痉挛；离子导入、超声波等能延缓或减轻椎间关节、关节囊、韧带的钙化和骨化；感应电、低频脉冲等可增强肌肉力量，改善小关节功能。临床上可根据腰腿痛的不同类型、不同时期，采用不同的物理疗法。常用的物理疗法有干扰电疗、音频电疗、直流电离子导入、超声波、红外线、激光和蜡疗等。在家庭物理治疗中，最易操作的是温热敷和红外线理疗。热毛巾、热水袋都是进行温热疗的工具。加热的石蜡、白炽灯等则是很好的红外线发射器。小型红外线辐射仪、频谱家用保健治疗仪等也常用于家庭物理治疗。

(1)离子导入疗法：直流电药物离子导入疗法是直流电疗法的一种特殊方式。用直流电将药物离子通过腰部皮肤导入人体内的治疗方法称为直流电药物离子导入法。该疗法一般每日1次，每次15～20分钟，以15～20次为1个疗程。

(2)中药电熨疗法：中药电熨疗法是一种在以祛风散寒、活血通经为主的中药热敷基础上，再叠加直流电或低频脉冲电流的治疗方法。它兼有中药熏蒸、温热疗法和低频电疗法的共同治疗作用，故有较好的止痛、消炎，改善神经、关节和肌肉功能的作用，对腰腿痛恢复期的治疗效果明显。该疗法一般每日1次，每次15～30分钟，以15～20次为1个疗程。

(3)感应电疗法：应用感应电流治疗疾病的方法，称感应电疗法，又称法拉第电疗法。感应电疗法能兴奋神经肌肉，引起肌肉强直性收缩，从而可改善腰部和下肢的血液循环和营养供应，提高人体的新陈代谢，防止肌肉萎缩。腰腿痛引起下肢感觉障碍时，感应电流可刺激感觉神经末梢，促使感觉恢复。弱感应电流可降低感觉神经的兴奋性，缓解神经痛。

(4)超刺激电疗法：应用超出一般治疗剂量的低频脉冲电流治疗疾病的方法，称为超刺激电疗法，亦称刺激电流按摩疗法。超刺激电疗法的主要作用为镇痛和改善血液循环。每次治疗后，镇痛作用可持续3小时左右，皮肤充血反应可持续5小时左右。

(5)高频电疗法：高频电疗法是应用频率高于100kHz的振荡电流及其所形成的电磁波与电磁场治疗疾病的方法。其中包括共鸣火花疗法、中波疗法、短波疗法、超短波疗法、微波疗法等。高频电流通过机体时，传导电流引起机体内的导电损耗，位移电流引起机体内的介质损耗，因而在各种组织中产生程度不同的热效应。高频电疗在治疗腰腿痛时可发挥多种作用：一是解痉，该疗法能降低骨骼肌、平滑肌和纤维结缔组织的张力；二是止痛，该疗法对神经痛、肌肉痉挛性疼痛、因肿胀引起的张力性疼痛、缺血性疼痛、炎症性疼痛均有很好的效果；三是消炎，高频电疗可增强组织代谢，从而促进炎性渗出物和水肿的吸收。采用不同频率的高频电流可治疗慢性炎症、亚急性炎症或急性炎症。

（6）超声波疗法：超声波是一种频率很高的声波。因为这种声波不能被人的耳朵听到，所以称为"超声波"。超声波在人体内主要有三个作用：一是按摩作用，二是温热作用，三是生物学作用，即超声波可影响人体内某些化学或生物学的变化过程，改变酶的活性等，从而改变人体内的代谢环境和状态，使疾病向好的方向转化。使用超声波疗法治疗腰腿痛时其发挥的主要作用有：神经系统具有对超声波敏感的特性，可对神经产生抑制作用，使神经的传导速度减慢，从而发挥镇痛作用；可使皮肤的血液循环加快，改善皮肤麻木等感觉异常；可有效地解除肌肉痉挛，使肌肉放松，达到减轻肌肉及软组织疼痛的目的。

第 6 章
学会正确用药，使腰腿痛轻松缓解

腰痛的分型

日常门诊中每天会遇到许多腰痛患者，他们往往都说自己肾虚、腰痛。其实临床上腰痛有多种，并非皆由肾虚引起。中医将腰痛概括为外感风寒湿邪、内伤肾脏之精气、外伤筋骨血脉几种类型。总的来说发生腰痛的原因，不外外感、内伤两方面。即感受寒湿、湿热之邪，阻滞脉络，导致气血运行不畅，因外邪侵犯腰部之经络、肌肉、筋骨而致腰痛；或年老体衰，或久病体虚，或禀赋不足，或房劳过度，致使肾精亏损，不能濡养经脉而发生内伤腰痛。至于跌仆闪挫、损伤筋脉，以致气滞血瘀，亦可导致腰痛，此虽属伤科范畴，但必须详细鉴别。

（1）寒湿腰痛临床多见，该病多在阴天发作，表现为腰痛绵绵，沉重，转动不灵活，重着黏痛，有酸重不适、下坠感。治疗可选用散寒化湿的中药。

（2）瘀血腰痛大部分见于体力劳动者，因腰部过度疲劳，肌肉、筋脉受损，导致血流不畅，积瘀成疾，一年四季均可发病。患者表现为白天不觉疼痛，夜间久卧不常翻身则疼痛加剧。治疗可选用活血化瘀的中药，腰椎间盘突出严重者可以考虑手术治疗。

（3）肾虚腰痛大部分见于患有慢性前列腺炎、房劳过度以及各种原因导致的肾精亏虚者。患者往往精神萎靡，影响正常的工作及学习。治疗可选用补肾益精的中药，如六味地黄丸、金匮肾气丸、桑螵蛸散、金锁固精丸等。

（4）血虚腰痛大部分见于产后失血、月经过多者或患子宫肌瘤等妇科疾病者，表现为腰部酸痛、腰弱无力、下肢酸软、头晕眼花等。

（5）湿热腰痛多见于嗜食肥甘、形体肥胖之人，多见于肾结石、输尿管结石或者盆腔腹膜炎、慢性附件炎、盆腔结缔组织炎患者。表现为腰部绞痛、血尿或者白带增多等。

由此可见腰痛之诊治，务必依据患者的临床症状特点，分辨是外感，还是内伤，或是闪挫跌仆之病因，并宜分辨其虚实。一般而言，起病急骤，痛势剧烈，多属实证；发病徐缓，隐隐而痛，多属虚证；若痛如锥刺，痛处不移，日轻夜重，则属血瘀；若久病，症多虚象者，在治疗上，应以补肾虚为主。

腰痛该如何用药

腰痛是一种非特异性症状，不同的病因可引起相似的症状，但用药却不一样。在很多情况下，光用药物治疗不能从根本上解决问题。比如严重的腰椎间盘突出症、椎管狭窄症、椎体滑脱以及结核、肿瘤是需要手术治疗的。而有的腰痛，如轻型腰椎间盘突出症、腰肌劳损，最好采用推拿、理疗等方法治疗。患者究竟属于哪一种腰痛，需要采用什么样的治疗方法，不经过专科医生检查，难以确定，患者不宜自作主张服用药物。

医治腰痛的药物大部分对胃肠道有比较明显的刺激作用，可以引起胃部不适、恶心、呕吐、食欲不振，严重的可以损伤胃黏膜，引起溃疡、出血甚至穿孔。还有的药物可以引起肝脏、肾脏的损害以及白细胞降低、过敏等反应。患者如有胃溃疡、胃炎、肝肾功能不良等情况，需如实告诉医生，以免用药使旧病加重。用药期间，如有不适，应先行停药，再及时就医。

相对于全身用药而言，局部用药的优点较明显。将膏药或药水贴搽在腰痛部位，药能透过皮肤到达深层组织。该类药物使用方便，很受患者欢迎，但也有个别患者会有过敏反应。特别肥胖的患者，皮下脂肪层很厚，药力难以透达皮肤到深层组织，不适宜用此方法。

有些患者的腰痛经久不愈，服用药物时间过久，易发生累积性副作用，甚至有极少数患者产生药物依赖。因此，建议非重症患者尽量采用局部用药或使用推拿、理疗、针灸等方法治疗。

孕妇的腰痛，一般为怀孕导致的生理反应，由腰椎负重变化所引起，大多数症状较轻，分娩后症状自然消失。

防治腰腿痛的常用中药有哪些

枸杞子

枸杞子全身是宝，根、叶、花、茎都具有保健价值。正如人们所说："根茎与花实，收拾无弃物"。枸杞子的果实中富含甜菜碱、胡萝卜素、核黄素、硫胺素、维生素 C、烟酸、钙、铁、磷等多种营养成分，长期服用能抗癌保肝、生精益气、补虚安神、补肾养血、明目祛风、益寿延年，是益身健体的珍品。唐代著名诗人刘禹锡赋诗赞美其说："上品功能甘露味，还知一勺可延年。"

枸杞子，味甘，性平。中医用之治肝肾阴虚所致的腰膝酸软，头晕目眩，目昏多泪，虚劳咳嗽，消渴与腰酸腿困，遗精等。枸杞子能够加速血液循环，防止动脉硬化，促进新陈代谢，防止肝脏内脂肪囤积。对于慢性腰腿痛患者而言，可以用枸杞子做粥、泡茶或泡酒。

鹿 茸

鹿茸味咸、甘，性温，为动物梅花鹿或马鹿的尚未骨化的幼角。具有壮元阳、益精髓、补气血、强筋骨的功效。凡属肾阳虚所致疲乏无力、精神萎靡、肢凉怕冷、阳痿遗精、小便失禁、大便溏稀、腰背酸痛、心悸头晕、耳聋眼花、妇女宫冷不孕、小儿发育迟缓等均可用鹿茸治疗。它适于治疗精亏兼阳虚引起的一切病症，阴虚内热（常见咽干、五心烦热等)者忌用。鹿茸可单独使用(如研成细粉冲服或制成鹿茸精等补剂服用),也可与其他药物配伍同服。现代医学研究也证明,鹿茸内含有多种氨基酸、三磷酸腺苷、胆甾醇、雌酮、脂溶性维生素、卵磷脂等。这些物质除能促进人体的生长发育外,还能促进患者的病后恢复,有强心和改善体内微循环及明显的抗脂质过氧化作用,可促进患者的溃疡和伤口愈合及提高机体免疫功能。对于男性或女性因肾阳虚引起的腰酸腿困有很好的疗效。

鹿茸一般用量为 1～3 克,用时应研成细末。应特别注意:患有高血压、肾炎、肝炎以及中医所说阴虚火旺、肝阳上亢之人,均不宜服用鹿茸或含鹿茸的其他制剂。鹿茸对腰腿痛的补益调养方法如下:

(1)取鹿茸 3 克,放于碗内加水适量,隔水炖服,或与肉共炖食之。适用于精衰血少之腰酸腿困,小便清长,头晕眼花等症。

(2)乌鸡 1 只(300 克左右),洗净后加鹿茸 6～9 克,加调味料共炖之。每日服 1 次,分 3 次服完。适用于肾虚精亏之腰酸腿困,久婚不育,妇女小腹发凉,月经不调等症。

小贴士 xiaotieshi

　　鹿茸老化变为骨质角后,称为"鹿角"。鹿角煎熬而成的胶称为鹿角胶,有温补肝肾、滋养精血的作用,适用于身体虚弱、腰痛及神经衰弱者。鹿角胶熬制时间多在 11 月到翌年 3 月。先将鹿角锯成长 10～15cm 的小段,置水中浸漂,每日搅动并换水 1～2 次,漂至水清,取出,置锅中煎取胶液,再复煎至胶质尽出、角质变酥易碎时为止。将煎出的胶液过滤(或加入黄酒、冰糖至稠膏状),倾入凝胶槽内,待其自然冷凝,取出,分切为小块,阴干。

淫羊藿

淫羊藿，有补肾壮阳，强筋骨，祛风湿的作用，可用于肾阳虚所致的慢性腰痛、阳痿、妇人宫冷不孕、高血压、更年期综合征、腰膝无力、牙齿松动、头发脱落以及风湿筋骨疼痛等症。

肉苁蓉

肉苁蓉外形奇特，身披鳞片状"盔甲"，身子像圆圆的柱子，植株可高达 40～100cm，生长于沙漠之中，有"沙漠人参"之美誉，具有抗衰老、延年益寿的作用。肉苁蓉含有列当素、生物碱、酵素等成分。其性温，味甘、咸，功能为补肾壮阳、润肠通便。由于它有甘温之性，故能补肾益精，适用于男子阳痿、早泄、遗精、性欲减退、遗尿、腰酸腿困、神经衰弱及女子不孕、白带过多、月经不调、贫血等症；同时，肉苁蓉的益阴补血和润肠的作用也非常好，可治阴血不足、大便秘结、习惯性便秘等症。据报道，肉苁蓉还有止血及降压作用，可用于治疗肾炎、膀胱炎、膀胱出血和高血压。本品滋而不腻、温而不燥、补而不峻，既可壮阳、又可补阴，药性从容和缓，故名"肉苁蓉"。本品特别适用于体弱的老年人及病后体虚的患者，久服可以延年益寿。由于肉苁蓉的滋补作用，可为腰腿痛患者所选用。

菟丝子

菟丝子又名菟丝实、吐丝子，为旋花科植物菟丝子的种子，其性平，味辛、甘，入肝、肾经，具有补肝肾、益精髓、明目的功效，可治疗腰膝酸痛、遗精、消渴、尿后余沥、眼目昏暗等症。《本草汇言》载："菟丝子，补肾养肝，温脾助肾之药也。但补而不峻，温而不燥，故入肾经，虚可以补，实可以利，寒可以温，热可以凉，温可以燥，燥可以润。"本品特别适宜于老年人肝肾气虚之腰痛膝冷用之，多与补骨脂、杜仲等药配伍，能收到奇效。常用验方如下所述。

(1)补肾气、壮阳道、助精神、轻腰脚：菟丝子 250 克(淘净、酒煮、焙干)、炙附子 60 克，共研为细末，酒糊为丸，如梧桐子大，每次服 50 丸，黄酒送服。

(2)治腰痛：菟丝子(酒浸)、杜仲炭各等分，共研为细末，以山药糊为丸，如梧桐子大，每次服 50 丸，淡盐汤送下。

(3)治小便频数、尿失禁：菟丝子(酒蒸)60 克、桑螵蛸(酒炙)15克、煅牡蛎 30 克、肉苁蓉(酒润)60 克、炙附子 30 克、五味子 30 克、炒鸡内金 15 克、鹿茸 30 克，共研为细末，酒糊为丸，如梧桐子大，每服 70 丸，饭前淡盐汤送下。

(4)治脾元不足、饮食减少、大便不实：菟丝子 120 克，黄芪、土白术、人参、木香各 30 克，补骨脂、小茴香各 24 克，共研为细末，炼蜜为丸，每丸 9 克，每日服两次，每次 1 丸，温黄酒送服。

(5)治阴虚阳盛、四肢发热：菟丝子、五味子各 30 克，生地黄 90克，共研为细末，每次服 6 克，每日两次，饭前米汤送下。

巴戟天

巴戟天为茜草科植物巴戟天的根。花期 4—7 月，果期 6—11 月。分布于我国江西、福建、广东、海南、广西等地。中医认为巴戟天性微温，味辛、甘，归肝、肾经；体润，补而兼散；具有补肾阳，强筋骨，祛风湿的功效；主治肾虚阳痿，遗精滑泄，少腹冷痛，遗尿失禁，宫寒不孕，腰膝酸痛，风湿脚气。肾阳虚衰之阳痿不举、遗精滑精者，可与肉苁蓉、附子、补骨脂等配伍，以固肾涩精壮阳。肝肾不足之筋骨痿软者，可与肉苁蓉、杜仲、菟丝子等配伍，以温肝肾、壮筋骨。

狗　脊

狗脊为蚌壳蕨科植物金毛狗脊的干燥根茎，因其根茎表面附有光亮的金黄色长柔毛，根似狗的脊背，故又称为金毛狗脊。狗脊被列为《神农本草经》中品，具有补肝肾、强筋骨、健腰膝、祛风湿、利关节的功效，适宜于腰腿痛患者食用。因此，中老年人，凡有肝肾不足之筋骨不利、腰膝酸痛、下肢无力、尿频、遗精、崩漏以及白带过多等症可以常服狗脊。现代医学研究还发现，狗脊有抗炎和降血脂的作用，一般用量为10～15克。狗脊补益调养方有以下几种。

(1)狗脊、杜仲、续断各15克，香樟根、马鞭草各12克，威灵仙9克，红牛膝6克。泡酒服，可治风湿骨痛，腰膝无力。

(2)狗脊、远志、茯神、当归各等分，研为末，炼蜜为丸，如梧桐子大，每服50丸，温黄酒送服，可固精强骨。

(3)狗脊、木瓜、五加皮、杜仲各等分，煎服，可治腰痛及小便过多。

蛤　蚧

蛤蚧为壁虎科动物蛤蚧去除内脏的全体。蛤蚧为壁虎科中最大的一种，分布于福建、台湾、广东、广西、云南等地，每年5至9月捕捉。以体大、肥壮、尾全、不破碎者为佳。

中医认为蛤蚧味咸，性温，归肺、肾经；具有温肾助阳，益肺定喘的功效；主治肾虚阳痿，遗精，小便频数，消渴，肺肾两虚之气喘、虚劳咳嗽。治疗肾虚阳痿，腰痛，遗精早泄，小便频数者，可与淫羊藿、巴戟天、菟丝子等配伍，以增强温肾止遗的功效。

腰腿痛的中成药疗法

临床上可用于腰部保健的中成药较多，但对于这类药物的选用，首先要分清自身寒、热、虚、实，最好在医生的指导下，做到对症治疗，方能取得好的效果。

六味地黄丸

【组成】熟地黄、山茱萸（制）、牡丹皮、山药、茯苓、泽泻。

【功效】滋阴补肾，兼益肝脾。

【主治】肝肾阴虚所致的腰膝酸软，头晕目眩，耳聋耳鸣，骨蒸潮热，盗汗遗精，口干口渴，失眠健忘，小便频数，经少经闭，舌红少苔，脉虚细数；或见小儿五迟五软，囟开不合等症。

【注意事项】忌辛辣油腻之品。遇急性病证宜停服。密封贮藏，置阴凉干燥处。

【用法及用量】口服：成人每次 6～9 克，每日 2 次。温开水或温淡盐水送下；小儿每次 1.5～3 克，每日 2～3 次。

【剂型及规格】水丸、片剂：每袋或每瓶 120 克或 250 克。蜜丸：每丸重 6 克或 9 克。口服液：每支 10 毫升。

小贴士 xiaotieshi

　　人们习惯在秋冬服用六味地黄丸，以顺应"秋收冬藏"的养生规律。但是，春夏两季尤其是夏天作为"生""长"的季节，我们更要注意加强对身体基础物质的补充。夏季是一年中气温最高的季节，人体的新陈代谢十分旺盛，许多人在炎热的夏季常常出现全身乏力、食欲不振、容易出汗、头晕、心烦、昏昏欲睡等症状，甚至被中暑、呕吐、腹痛、腹泻等疾病所困扰。从养生角度来讲，坚持服用药性平和的六味地黄丸是没有季节之分的。

金匮肾气丸

【组成】熟地黄、山药、山茱萸、茯苓、牡丹皮、泽泻、桂枝、制附子、牛膝、盐车前子。

【功效】温补肾阳，化气行水。

【主治】肾阳不足，命门火衰。症见神疲乏力，畏寒肢冷，腰膝酸冷，阳痿遗精，大便溏薄，尿频，下肢浮肿等。

【注意事项】阴虚火旺者忌用；忌生冷油腻食物。

【用法及用量】口服：每次1丸，每日3次。

【剂型及规格】蜜丸：每丸重9克。

壮腰健肾丸

【组成】狗脊、金樱子、鸡血藤、桑寄生、黑老虎、菟丝子、千斤拔、牛大力、女贞子。

【功效】壮腰健肾，养血，祛风湿。

【主治】肾亏腰痛、膝软无力、小便频数、遗精梦泄、风湿骨痛、神经衰弱，但以治疗肾亏外伤风湿腰痛为主。现代多用于治疗慢性肾炎、腰肌劳损、类风湿性脊椎炎、神经官能症等。

【用法及用量】丸剂：3.5克/次，每日2～3次。

腰痛宁胶囊

【组成】马钱子粉（调制）、土鳖虫、麻黄、乳香、没药、川牛膝、全蝎、僵蚕、苍术、甘草。

【功效】消肿止痛，疏散寒邪，温经通络。

【主治】腰椎间盘突出症、腰椎增生症、坐骨神经痛、腰肌劳损、慢性风湿性关节炎。

【用法及用量】黄酒兑少量温开水送服。一次4～6粒，每日1次。

睡前半小时服用或遵医嘱。

【剂型及规格】每粒 0.3 克，特制黄酒(药引)10 毫升/支。

左归丸

【组成】熟地黄、山药、枸杞子、山茱萸、牛膝、鹿角胶、龟板胶、菟丝子。

【功效】补益肾阴。

【主治】肾阴不足之腰酸遗泄、盗汗、口燥咽干、口渴欲饮、舌尖红、脉细数。

【临床要点】本方主要用于腰酸咽干、舌尖红、脉细数之肾阴不足证。若兼有脾胃运化力弱，应加陈皮、砂仁等理气醒脾；盗汗甚者加入五味子等敛阴止汗；口渴重者加沙参、天花粉等生津止渴。

【出处】《景岳全书》。

肾气丸

【组成】干地黄、山药、山茱萸、泽泻、茯苓、牡丹皮、桂枝、附子。

【功效】温补肾阳。

【主治】肾阳不足所致的腰腿酸软，身半以下常有冷感，小便不利或尿频，脉虚弱，以及痰饮、脚气、消渴等证。

【用法及用量】研为末。炼蜜为小丸，每服 9 克，或作汤剂。

【临床要点】

(1)本方多用于慢性肾炎、糖尿病、腰痛等，以肾阳不足为治疗要点。

(2)本方加牛膝、车前子，名为济生肾气丸。其利尿消肿之力更强，可用于肾阳不足之腰重脚肿、水肿、小便不利等证。

(3)本方可用于肾阳不足，气不化水之腰酸脚软、小便不利、阳痿遗精。

【出处】《金匮要略》。

右归丸

【组成】熟地黄、山药、枸杞子、山茱萸、肉桂、杜仲、附子、菟丝子、鹿角胶、当归。

【功效】温补肾阳。

【主治】肾阳不足之腰痛腰酸，肢冷，神疲，舌淡苔白，脉沉细。

【临床要点】本方辨证要点是肾阳不足、命门火衰，表现为气祛神疲、畏寒肢冷、阳痿、滑精、腰酸膝软、舌淡苔白、脉沉细；气短者加人参、白术；火不暖土、泄泻腹痛者宜加炮姜、肉豆蔻；若血虚血滞，加当归。

【出处】《景岳全书》。

归脾丸

【组成】白术、黄芪、龙眼肉、酸枣仁、党参、炙甘草、当归、远志、木香、茯苓、大枣。

【功效】健脾养心，益气补血。

【主治】心脾两虚，气血不足所致的心悸、健忘、失眠、食少体倦、面色萎黄、舌色淡白、脉弱。脾虚不摄所致的月经不调，崩漏带下，以及皮下出血等证，可增强患者体质。

【临床要点】

(1)对于脾虚血少的血证，可在本方基础上加入阿胶、首乌、鹿角霜等补血、止血。

(2)月经后期，色淡量少，或停经再生，淋漓不断，以及月经过多，伴有头晕、心悸、体倦等心脾两虚之症，可用本方治疗。

【出处】《济生方》。

龙胆泻肝丸

【组成】龙胆草、黄芩、栀子、泽泻、木通、车前子、当归、地黄、柴胡、炙甘草。

【功效】泻肝胆实火，清下焦湿热。

【主治】肝胆实火上扰所致的头痛目赤、胁痛口苦、耳聋耳肿，或湿热下注之阴肿、阴痒、小便淋浊、妇女湿热带下。

【临床要点】

(1)龙胆泻肝丸主要用于治疗下焦湿热。临床常用于治疗肝经湿热导致的早泄。本型早泄表现为房事时阴茎虽能勃起，但勃起后很快射精，性欲亢进，频频射精，头晕目眩，烦闷易怒，口苦咽干，小便黄赤，舌质红，苔黄或黄腻，脉弦数。在临床辨证时，应时刻注意，该方只适用于肝经湿热的实热证，不能用于虚证和阴虚阳亢者。

(2)本方要在医生的指导下使用，有报道龙胆泻肝丸中的关木通对肾脏有损害作用，所以在应用时需慎重。

【出处】《医方集解》。

金锁固精丸

【组成】沙苑子、芡实、莲子、莲须、龙骨、牡蛎。

【功效】补肾涩精。

【主治】肾虚精亏之遗精滑泄，神疲乏力，四肢酸软，腰酸耳鸣。

【临床要点】

(1)本方证属肾虚精关不固。

(2)运用本方以遗精滑泄、腰酸耳鸣、舌淡苔白、脉象细弱为辨证要点。

【出处】《医方集解》。

第 7 章

学会科学生活，让腰腿痛尽快好转

腰下垫枕缓解腰腿痛

腰部疼痛者可在腰下垫枕。不少腰腿痛患者经过多项治疗症状可有好转，但不久又陷入了腰腿痛的困扰中。这时，可在腰下垫软枕缓解症状。

腰下垫枕可以维持腰椎的生理前凸姿势，缓解白天劳累所致的腰肌过度牵伸，使腰肌松弛，在夜间得到充分休息，巩固已取得的疗效。腰肌放松后，其血运也得到改善，有利于劳损的腰肌组织得到修复，增强肌力与肌张力，利于次日活动。对于腰椎和下胸椎压缩性骨折，腰下垫枕还有促进骨折逐步复位，减轻创伤性腰痛的作用。腰椎间盘突出症患者腰下垫枕，可拉宽椎间隙，降低椎间盘压力，消除其对腰部神经根的压迫，进而缓解腰痛症状。

可将沙子 2500 克洗净沥干，加入压碎的花椒 200 克，生姜 50 克，粗盐 250 克，混在一起放入铁锅里炒热，之后放入一个自制的长布袋里制成垫枕。然后，患者可仰卧位躺在床上，布袋用毛巾包好放入腰背部的悬空处进行热敷，直至出汗为止。为了巩固疗效，可坚持使用。使用腰垫有利于松弛腰肌及增强腰背肌伸力，使腰肌劳损得到修复，从而加强腰椎的稳定性，消除腰背部的不适症状。同时，热敷还可以达到通经活络的目的。

腰腿痛患者宜讲究睡姿

睡觉姿势正确与否，不仅关系到睡眠的质量，而且与腰部的保健和全身的健康密切相关。科学合理的睡姿应尽量使腰部保持自然的生理弧度，仰卧体位可以使腰椎间盘突出症患者的全身肌肉放松，并使腰椎间隙压力、髂腰部肌肉及坐骨神经的张力明显降低。这种睡姿对患有腰椎间盘突出症或伴有坐骨神经痛的患者最为适合。若侧卧位时应将膝关节屈曲起来，古人说"卧如弓"就是这种睡姿，可以减轻腰部的后伸张力，以减轻腰痛。

腰痛患者该不该使用腰带保护

有的医生主张腰痛时要使用腰带，有的医生认为用了就有依赖了，最好不要用。到底腰痛患者该不该用腰带。根据多年的医学实践，使用腰带可以起到保暖和支持腰部的作用。应使用柔软、舒适的腰带。腰带能充实腰段的生理弧度，从而缓解由于腰背段悬空所引起的腰背肌紧张、痉挛和疼痛，对腰肌劳损、腰椎间盘突出有很好的辅助治疗作用，但需要注意的是腰带不可长期使用。

常用的护腰带由皮革、帆布或具有弹性的松紧带制成。使用时应舒适地围系在腰部，不要太紧，以免压迫而引起疼痛或不适；也不能太松，以免达不到支托的作用。需要指出的是，使用腰带的方法很有讲究，应该先深吸气，让腹部收缩后再围系上，这样可保证使用后腰带有一定的紧度，对腰部的支托作用也较为理想。

腰腿痛患者弯腰用力需加注意

腰腿痛患者弯腰用力时需注意以下几点。

(1)减少弯腰：腰痛患者在日常生活中应尽量减少弯腰，因为弯腰时腰椎间盘后移，若反复弯腰，易导致保护髓核的纤维环磨损，特别是其后外侧的薄弱处。健康的椎间盘能将上部体重均匀地传至下位椎体面上，在身体垂直运动时起缓冲震荡作用。若不得不弯腰时可用膝下蹲动作来替代。

（2）正确用力：俗话说立柱顶千斤，举重运动员能负重举起超过自身体重数倍的重量，与其用力方式关系密切。举重时，背肌用力使腰部挺直，腹肌收缩后下蹲，腰部始终处于直立状态，收腹挺胸，这就是安全姿态。在坐位时，腰部不能空，要紧靠椅背或用靠垫以使腰部直立（图7-1）。

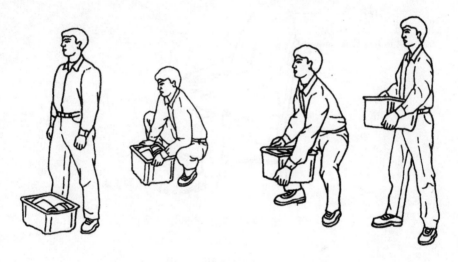

图7-1　日常搬运重物用力示意图

腰痛患者"正襟危坐"好处多

腰部的自我保健首先要保持良好的坐姿（图7-2）。"正襟危坐"可使腰骶部韧带、肌肉等不会受到过度的牵拉，使腰椎乃至整个脊柱保持正直。人们坐在椅子上工作时，应将椅子拉向桌边缘，在"正襟危坐"的基础上，尽量将腰背紧贴并倚靠椅背，这样可以降低腰椎间盘的内压，使腰背、腰骶部的肌肉不至于太疲劳，防止腰痛。坐位工作1小时左右应站起来舒展一下身体，可踢踢脚，伸伸懒腰，适当活动。另外，腰部要注意保暖，即使在三伏天，室内空调温度也不宜调得过低，更不宜让冷气直吹腰部。

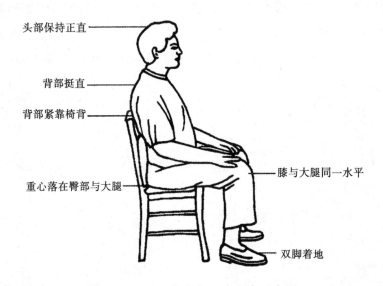

头部保持正直

背部挺直

背部紧靠椅背

膝与大腿同一水平

重心落在臀部与大腿

双脚着地

图 7-2　腰腿痛患者正确坐姿示意图

姿势性腰痛患者如何自我治疗

姿势性腰痛指因工作、学习、日常生活中不良姿势所引起的腰痛。站姿、坐姿不同，会给人体背部椎间盘带来不同的压力，站立弯腰对椎间盘的压力要大于直立状态，而坐着弯腰对椎间盘的压力要大于站立弯腰。患有姿势性腰痛的人多与其从事的职业有关，如司机、搬运工、护理人员等，易因固定姿势或姿势不当而引起腰酸背痛。而要消除姿势性腰痛，关键在于纠正不良姿势。下面具体介绍纠正不良姿势的训练方法。

（1）坐位训练：患者坐在有靠背的普通木椅上，双膝屈曲90°，腰椎和靠背之间尽可能靠紧，不留空隙，以减少腰椎的前屈。达不到这种姿势的患者，可选用靠背前侧有凸起的椅子，以利于训练的进行。

（2）站姿训练：患者腰背部紧贴墙壁直立，以腰椎和墙之间伸不进手掌为原则，然后逐渐屈髋、屈膝下蹲。这是在站位的基础上进行的第二步训练。只有保持了直立的腰椎曲度，方可在步行、运动和负荷重物的活动中保持良好的腰部状态。

腰腿痛患者不宜睡软床

单位的老赵年过半百才买了一套大的单元房。他回想起从参加工作到现在，一直睡的都是硬板床，现在条件好了，一定要买个好床，还要买个软软的床垫。以前老赵的腰一直有点小毛病，可自从住进自己的新居，换了新床和床垫以后，老赵常常在早晨起床时感到腰痛，白天也常常感到腰背酸痛无力。

老赵来到医院看病，医生详细询问并检查了老赵的身体后，告诉老赵这还是他以前腰部的老毛病，刚买的软床垫可能是罪魁祸首。回家以后，老赵重新睡起了硬板床，很快腰痛就消失了。患有腰部疾患的人选择合适的床具对腰部保健十分重要（图 7-3）。

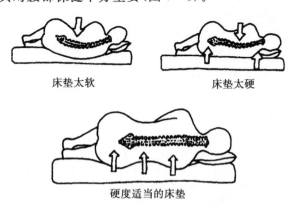

床垫太软   床垫太硬

硬度适当的床垫

图 7-3　床垫对脊柱影响示意图

腰腿痛患者下床时的注意事项

　　腰腿痛患者下床时，怎样才能避免腰椎过度活动，减少腰部负担呢？患者仰卧位下床时，应先将身体小心地向健侧侧卧，即健侧在下，两侧膝关节取半屈曲位，用位于上方的手抵住床板，同时用下方的肘关节将半屈的上身支起，以这两个支点用力，患者会较容易坐起，再用手撑在床板上，用臂力使身体离床，同时使半屈的髋、膝关节移至床边，然后再使用拐杖等支撑物站立。按上述方法起床可使躯干整体移动，从而减少了腰部屈曲、侧屈、侧转等动作，不致引起腰部疼痛或不适。如患者难以单独下床，可在家属帮助下以同样方式下床。尤其是腰腿痛患者早晨醒来后不要立即起床，因为中老年人椎间盘比较松弛，如果突然由卧位变为立位，不仅容易扭伤腰背部，还可能引发其他病变，如伴有高血压病、心脏病的患者如果突然改变体位，可能发生意外。正确的方法是醒来后，可在床上舒展一下四肢关节，躺在床上休息一会再下床(图 7-4)。

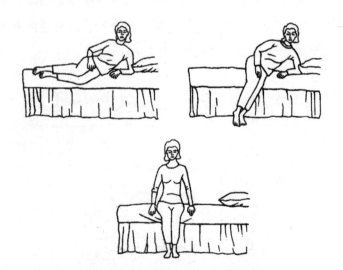

图 7-4　腰腿痛患者起床动作要点

腰腿痛患者不宜穿高跟鞋

日常生活中，很多女性喜欢穿高跟鞋，特别是年轻女性。高跟鞋的高度一般为4～6cm，甚至更高。穿上高跟鞋后，鞋跟的高度使身体重心相应提高，人体为了稳定由身体重心改变而失去的原有平衡，身体的肌肉张力，特别是腰背肌肉张力就会重新调整，创造新的平衡状态。因骨盆前倾增强，重力线通过骨盆后方，使腰部为支撑体重而增加负担，长期持续这样的状态，会因腰背肌过度收缩而加重腰腿痛。由此可见，腰椎间盘突出症患者穿高跟鞋是不合适的。那么，腰腿痛患者是不是穿平底鞋才好呢？其实，平底鞋也不见得绝对有利，选择跟高为3cm左右的鞋较为适宜(图 7 - 5)。

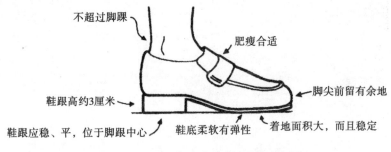

图 7 - 5　腰腿痛患者穿鞋要点示意图

腰腿痛患者穿衣束腰勿过紧

唐代医学家孙思邈说："衣食寝处皆适，能顺时气者，始尽养生之道。"腰腿痛患者衣着固然要美观、漂亮、大方，但衣着毕竟只是人之形体的装饰品，从健康角度，应选择宽松舒适、可御寒暑的衣着。腰腿痛患者无论戴帽、穿鞋和穿衣，都要适合自身形体的需要。衣着不可宽大，衣不着身，易受风寒。衣着更不宜过于窄小，紧衣窄裤，往往会妨碍腰部血液运行，影响身体健康。穿衣要兼顾生理卫生、劳动保护、作业安全、体育运动等方面的要求。另外，腰椎间盘突出症患者要按照春夏养阳，秋冬养阴的保健原则，春夏之季，衣服要为人体阳气增长而设，其颜色以浅为宜；秋冬之季，以滋阴为计，衣服要略微紧身为好。

参考资料

[1]王强虎. 中老年健康有约丛书[M]. 西安：世界图书出版公司，2004.

[2]王强虎. 生活中的食物禁忌[M]. 西安：第四军医大学出版社，2006.

[3]王强虎. 腰椎间盘突出症调养宜忌[M]. 西安：第四军医大学出版社，2007.

[4]王强虎. 家庭日常滋补系列丛书[M]. 北京：人民军医出版社，2007.

[5]葛洪. 肘后备急方[M]. 天津：天津科学技术出版社，2000.

[6]孟诜. 食疗本草[M]. 合肥：安徽科学技术出版社，2003.

[7]黄志杰. 中医经典名著精译丛书[M]. 北京：科学技术文献出版社，2000.

[8]程爵棠. 单方验方治百病[M]. 北京：人民军医出版社，2006.

[9]闪中雷. 小验方大疗效[M]. 石家庄：河北科学技术出版社，2006.

[10]王维. 中国验方全书[M]. 赤峰：内蒙古科学技术出版社，2006.

[11]叶任高. 实用民间验方便览[M]. 北京：人民卫生出版社，2004.

[12]彭胜杰. 民间验方妙方精萃[M]. 北京：人民军医出版社，2004.

[13]孔祥廉. 腰腿痛的中医治疗[M]. 北京：中国中医药出版社，2005.

[14]李红桥. 腰腿痛患者的家庭养护[M]. 北京：科学技术文献出版社，2006.

[15]杨桂宝. 腰腿痛食物疗法[M]. 上海：上海科学技术出版社，2000.

[16]肖守贵. 腰腿痛四季饮食[M]. 沈阳：辽宁科学技术出版社，2002.